化粧医学

― リハビリメイクの心理と実践 ―

編著 かづきれいこ

全日本病院出版会

序

　リハビリメイクが"化粧医学"として医学書になることが私の夢でした．健康なのに顔色が悪い人，顔にトラブルを抱えている人，表情がさえない人，うつ的な人，色々な人がリハビリメイクを受けに来られます．傷跡のフォローとして考えていたものが，今では心の病の人や膠原病，がんの人，難病の人まで…それは私のほうが驚き，お勉強させていただくことばかりです．

　ずっとリハビリメイクを続けてこられたのも諸先生方のご理解，ご協力のお陰以外の何物でもございません．現場で患者様をご紹介いただき，いつも真摯に受け止めて施術にあたらせていただいております．

　これからの世の中はAIなどでどんどん簡素化され，人間の力がいらなくなる時代がくると思います．そうなればなるほど，心の問題が増えていくでしょう．

　医学のなかにリハビリメイクがどこまで協力できるか，私の心臓の病気（ASD）を治していただいた現代医療にどこまでお返しできるか，これからもリハビリメイクを極めていきたいと思います．

　この本は色々な方に読んでいただき，人間のアピアランスをもう一度考えていただけたらと思い，執筆させていただきました．

　医者ではない私がリハビリメイクをここまで構築できたのは，多くの方々のご尽力があったからです．同じ悩みを持つ人たちに役立つようにと，勇気を持ってこの書籍にご登場くださった11名の患者さん，ご指導・ご支援いただいた諸先生方，医療スタッフの皆さん，そしてすべての患者さんお一人お一人に，この場を借りまして，深く感謝を申し上げます．

2017年12月
かづきれいこ

化粧医学
―リハビリメイクの心理と実践―

Contents

Ⅰ 【基礎編】まずは知りたい！リハビリメイクとは
- リハビリメイクとは …… 2

Ⅱ 【カウンセリング編】患者との向き合い方
- カウンセリング方法の基礎 …… 10

Ⅲ 【実践編】さぁリハビリメイクを始めよう！
- Step 0　リハビリメイクを始めよう
  ―理論を知って，顔の部位やとらえ方を知る― …… 20
- Step 1　スキンケア―肌力を引き出すシンプルスキンケア― …… 24
- Step 2　血流マッサージ―1回わずか30秒のマッサージで血行促進― …… 26
- Step 3　かづき・デザインテープ
  ―薄さ0.005 mmのテープで，たるんだ皮膚を引き上げる― …… 30
- Step 4　肌づくり①―肌の色を均一に整える― …… 34
- Step 5　肌づくり②―くずれにくい肌をつくる― …… 36
- Step 6　肌づくり③―自然な血色とツヤをプラスする― …… 38
- Step 7　眉メイク―眉の黄金バランスを知り，印象を大きく変える― …… 39
- Step 8　アイメイク―光と影の効果で，ナチュラルで力強い目元に― …… 40
- Step 9　リップ―輪郭を整え，口角が上がった唇に― …… 41
- 完　成 …… 42
- 〈化粧直し法〉 …… 44

Ⅳ 【疾患編】疾患別リハビリメイク

〈皮膚疾患〉
- **総論**　顔面にみられる炎症性皮膚疾患
  ―メイクアップ指導の重要性を含めて― ……檜垣祐子　46
- **実践編**　皮膚疾患に対するリハビリメイク …… 50

〈あ　ざ〉
- **総論**　あざの治療 ……青木　律　56
- **実践編**　あざに対するリハビリメイク …… 60

〈熱傷〉
- **総論** 熱傷・熱傷後瘢痕の治療 .... 小川 令 　64
- **実践編** 熱傷後瘢痕に対するリハビリメイク .... 　72

〈挫創〉
- **総論** 挫創，切創の治療 .... 江口智明 　74
- **実践編** 挫創に対するリハビリメイク .... 　82

〈口唇裂〉
- **総論** 口唇裂の治療 .... 古郷幹彦 　86
- **実践編** 口唇裂の手術後瘢痕に対するリハビリメイク .... 　90

〈婦人科がん〉
- **総論** 婦人科がん治療中の顔貌変化と心理 .... 宇津木久仁子 　92
- **実践編** 婦人科がん治療中の顔貌変化に対するリハビリメイク .... 　96

〈悪性腫瘍切除後の頭頸部再建〉
- **総論** 頭頸部の悪性腫瘍切除後の再建 .... 元村尚嗣 　98
- **実践編** 再建術後瘢痕に対するリハビリメイク .... 　106

〈顔面神経麻痺〉
- **総論** 顔面神経麻痺に対する美容再建 ....
　　　　光嶋　勲，吉田周平，山下修二，成島三長 　108
- **実践編** 顔面神経麻痺に対するリハビリメイク .... 　116

〈眼瞼下垂・眼瞼痙攣〉
- **総論** 眼瞼下垂・眼瞼痙攣 .... 若倉雅登 　118
- **実践編** 眼瞼下垂・眼瞼痙攣に対するリハビリメイク .... 　122

〈女性の疾患〉
- **総論** 性差を考慮した医療の実践の場：女性外来 .... 天野惠子 　124
- **実践編** 更年期症状に対するリハビリメイク .... 　128

Ⅴ メンタルケアの重要性

ボディイメージ—自己と他者を隔てているもの— .... 加茂登志子 　132

索 引 .... 　142

リハビリメイクは有限会社かづきれいこの登録商標です．

執筆者一覧

編 集

かづきれいこ	REIKO KAZKI 主宰/公益社団法人 顔と心と体研究会，理事長

執筆者（執筆順）

かづきれいこ	REIKO KAZKI 主宰/公益社団法人 顔と心と体研究会，理事長
檜垣　祐子	若松町こころとひふのクリニック，院長
青木　　律	グリーンウッドスキンクリニック立川，院長
小川　　令	日本医科大学形成外科学教室，主任教授
江口　智明	虎の門病院形成外科，部長
古郷　幹彦	大阪大学大学院歯学研究科口腔外科学第一教室，教授
宇津木久仁子	がん研有明病院婦人科，副部長
元村　尚嗣	大阪市立大学大学院医学研究科形成外科学，主任教授
光嶋　　勲	広島大学病院国際リンパ浮腫治療センター，所長/東京大学名誉教授
吉田　周平	広島大学病院国際リンパ浮腫治療センター，助教
山下　修二	東京大学医学部形成外科学，特任講師
成島　三長	三重大学大学院医学系研究科生命医科学専攻臨床医学系講座形成外科学分野，教授
若倉　雅登	井上眼科病院，名誉院長
天野　惠子	静風荘病院
加茂登志子	若松町こころとひふのクリニック，PCIT 研修センター長

編集協力　渡辺　聡子／木村　陽子／檜山　あや（REIKO KAZKI）

（2017 年 11 月現在）

化粧医学 —リハビリメイクの心理と実践—

I

【基礎編】
まずは知りたい！リハビリメイクとは

【基礎編】まずは知りたい！リハビリメイクとは

リハビリメイクとは

かづきれいこ

はじめに

　瘢痕・あざなどをメイクアップによって被覆し，化粧の心理的効果を利用して精神ケアを行うカモフラージュメイクは1970年代にイギリス赤十字病院などで取り入れられ，その後，欧米において医療の一環として専門の医療機関ができるなど発展を続けている[1)～4)]．このカモフラージュメイクの考え方を発展させた方法が，1995年に提唱した"リハビリメイク"である．筆者がこの研究を始めたきっかけは，自身の幼少期の経験に起因する．

　筆者は幼少期，先天性のASD（心房中隔欠損症）のため，冬になると顔が真っ赤になってしまうというコンプレックスを持っていた．顔が赤い冬は暗くおとなしい，時には他人をうらやむような性格であるのに，夏になり赤みのない顔色になると，明るく何に対しても楽天的な性格になり，体調がよくなったかのように活動的になった．顔が赤いか赤くないかで気持ちや体調まで変わってしまう経験から，"顔と心と体はつながっている"と感じたのである．高校三年生になり化粧をして学校へ行くと，先生に「学校では化粧をするな」と言われた．筆者にとって，メイクは化けて装うものではなく，他人と同じ顔色になるための手段であったが，理解されなかった．その後，30歳の時にASDの手術を受け完治した時，周囲は健康になったことを喜んだが，筆者はそれよりも顔が赤くならなくなったことを喜んだ．これらの経験から，同じように外観に悩む人のためのメイクを確立し，普及していくことを決めたのである．

リハビリメイクとは

　リハビリメイクとは，身体に先天的または後天的に生じた皮膚疾患や外傷などの外観の問題に対しメイクを行い，社会復帰を促す方法である．身体機能に損傷を負った人が社会に戻る前にリハビリテーションを行うが，これはあくまでも機能的な改善を目的とし，外観に損傷を負った人は治療を終えた後，たとえ顔貌が

表1 カモフラージュメイクとリハビリメイクの違い

	カモフラージュメイク	リハビリメイク
原　点	1970年頃　欧米諸国にて広がる	1995年　かづきれいこが提唱
目　標	患部を隠すこと （カモフラージュする）	患部の受容 患者の社会復帰
メイク部位	患部のみ	患部だけでなく，顔全体 患部が体の場合，顔も対象とする
使用商材	カモフラージュメイク専用化粧品	一般的な化粧品
メイクに要する時間	長時間	短時間（約15分）
メイク後の状態	厚塗り	薄塗り

変化していたとしてもそれ以上のことは行われなかった．しかし筆者は，社会復帰するためには外観の問題を解決する必要がある，つまり外観のリハビリテーションをする必要があると考え，そのためのメイクを"リハビリメイク"と名付けた．リハビリメイクは女性のみではなく男性も，大人のみでなく子どもも，顔のみでなく体部も適応とした．

1. カモフラージュメイクとリハビリメイクの違い

　従来のカモフラージュメイクは患部を隠すことを目標としており，患部のみの被覆を行う．その際，使用するのはカモフラージュメイク専用の化粧品で，被覆力を重視しているため，厚く見えることがある．

　一方，リハビリメイクは"隠す"ことに主眼を置くのではなく，患者自身が患部を受容し，社会復帰することを最終的な目標としている．化粧品は特別ではなく一般的な化粧品を使用する．これは，あざ専用，傷痕専用などの"専用"という言葉に対し患者は，「自分は普通の人とは違い，特別な化粧品を使用しなければならない」という想いに駆られることがあり，それを避けるためである．一般的な化粧品を使用するからこそ，同じ化粧品を使って患部だけでなく顔全体のメイクをする．患部が体にある場合に顔もメイクするという提案が可能で，女性であれば身だしなみのための化粧として受け入れやすい．さらに，顔のメイクはチャームポイントを引き出すことができ，患部を隠すことに執着していたネガティブな感情から，自身の魅力に気付くというポジティブな感情に移行できる．

　"社会復帰のためのメイク"を実現させるには，生活していて違和感のないよう，薄付きの仕上がりで自然に見えることが重要である．特に日本人は繊細な感性を持っているため，厚塗りであることや薄付きでも被覆できていないことを拒む傾向が強い．また，日常生活で日々行うにあたり，負担のないよう短時間で簡単に施術可能で，使用する化粧品は安価であることが好ましい．さらさらに仕上げ，手で触れて心地よいと感じさせると皮膚感覚的にもメイクを受け入れやすい（表1）．

2. 主観と客観

　主観的な美と客観的な美は異なる．他者が見てどんなにきれいであっても患者自身が納得していなければ満足度は低く，逆に他者が見て患部が目立つと感じても患者が気にしていなければ満足度は高い．リハビリメイクでは主観的な美に着目する．上述の後者の例は非常にいい例で，メイクにより被覆できることがわかり主観的な満足度が高くなると，必要な時に行えばいいという安心感から最終的に日常生活でのメイクが不要になることがある．これこそが社会復帰であると筆者は考える．

　主観的な美に大きく影響を受ける要因の1つに他者からの視線がある．患者に「他者から指摘されたことはあるか」と聞くと，「人に指摘されて気にするようになった」「子どもの時にそれが原因でいじめられた」と言う患者もおり，他者からは患部を見られるだけでなく，指摘されることがある．それは自身のボディイメージの低下につながり，患部は隠すべきものだという認識に繋がる．

　それらの経験を証明するために，主観と客観の注視点に着目し行った調査[5]がある．顔面に母斑や血管腫がある患者にリハビリメイクを施し，メイク前と後に写真撮影をした．患者本人にメイク前後の写真をそれぞれ見せると，いずれも注視点は患部に集中し，メイク後も患部が被覆されているか確認する傾向があった．一方で他者にそれぞれの写真を見せると，メイク前は患部に視線が集中していたが，メイク後は患部への注視時間は有意に減少しており，目や鼻を見ていることがわかった．この調査より，患者が視線を感じるという訴えは明らかであり，メイクによって視線は軽減され心理的効果は大きいことがわかる．患者が患部を被覆してもなお，目視で確認してしまうのは，「人に見られる」「人に指摘される」ことへの恐怖や不安，わずらわしさなどのためで，メイクはこのような生きづらさを軽減し自分の価値を高める方法になりうる．ひいてはコミュニケーションが容易になり，他者と良好な関係を築くことへもつながる．

3. リハビリメイクにとって化粧品とは

　リハビリメイクを行う際に必要となるのが，化粧品である．その役割は，リハビリメイク施術時は最適なメイクを受けるための"道具"，その後の講習においては最適な技術を習得するための"教材"である[6]．

　病院でもらう処方箋のように，患者の手に渡った時に個人差なく必ず効果を発揮する必要があると考えた．そのため，患者には的確な施術方法を示し，一度それを習得すれば，短時間で確実に効果を発揮する商材（化粧品）を開発した．そのような特徴を持ちながら，特定の症例に特化しておらず，どんな症例にも対応可能という特徴も有する．

表2 リハビリメイクの適応

専門領域	疾患名
精神科	双極性障害，神経症，更年期障害，摂食障害，身体醜形障害，自傷行為，ドメスティックバイオレンス，PSSD（Post-Surgical Stress Disorder：手術後ストレス障害）
形成外科	瘢痕（熱傷後瘢痕，外傷後瘢痕，術後瘢痕など），血管腫・母斑（単純性血管腫，太田母斑など），母斑症（プリングル病，神経線維腫症Ⅰ型など），口唇裂，口蓋裂，陳旧性顔面神経麻痺，眼瞼下垂
歯科・口腔外科・頭頸部外科	口唇裂，口蓋裂，審美歯科，下顎前突，顔の変形，頭頸部手術後瘢痕
美容外科	痤瘡，痤瘡痕，色素性病変，アンチエイジング全般（たるみ，しわ，しみ，毛穴の開き），下顎角のハリ，美容治療後のダウンタイム軽減（ケミカルピーリング，レーザー）
皮膚科	アトピー性皮膚炎，痤瘡，膠原病による皮膚症状，母斑，白斑，色素性病変，魚鱗癬
内科	膠原病・腎不全（透析）による様々な皮膚症状，ステロイド治療による副作用
婦人科	更年期障害，がん治療に伴う副作用（脱毛，くすみ）
眼科	眼瞼下垂，眼瞼痙攣，眼瞼内反

リハビリメイクの適応

　リハビリメイクの適応症例は多岐にわたる（表2）．当初より多い症例は形成外科（瘢痕，血管腫など）[7]〜[10]，皮膚科（アトピー性皮膚炎，尋常性痤瘡，白斑など）[11]，内科（ステロイド治療の副作用による皮膚症状など）[12]などの皮膚の色調や凹凸などの悩みである．これらは，もちろん患部を被覆し目立たなくさせることが最優先だが，患者によっては患部の被覆のみにとどまらず，背景にある悩みを聞き取るようカウンセリングし，精神的なフォローを行う必要がある．

　最近では，眼科領域（眼瞼下垂，眼瞼痙攣など）[13]において，美容的な改善のみでなく機能的な改善効果も期待されている．

　また，他者からは外観に問題がないように見える，双極性障害や身体醜形障害[14]などの精神科[15]や美容医療後の悩み[16]を持つ患者も対象となる．これらの患者は複雑な精神状態であるため，リハビリメイクを熟知したスタッフが対応することが最適である．

　上記の適応症例とは毛色が異なるが，リハビリメイクは終末期以降の患者にも有効だ．終末期は身体的・精神的な苦痛を和らげ，QOL向上に特化し，患者が自分らしく過ごす最後の時間である．どのような患者に対しても健康的で元気な顔を創るリハビリメイクはQOL向上に大きく貢献できる．患者自身のQOLが向上するのみでなく，周囲の家族や友人らが健康的な外観を見て安心し，その様子を

見て患者はさらに安心感を覚えるだろう．

　さらに，遺影や死化粧（メモリアルメイク®）も適応[17]で，遺影は本来のその人らしさが出るように，死化粧は昼寝をしているような穏やかな印象にメイクを行うことで，見送る家族や友人の困惑や哀しみを解消し死を受け入れやすくする．生前のイメージを崩さないことを第一に考え，自身が愛用していたファンデーションやチーク，口紅を使用すると周囲の満足度は高い．通常は主観に着目するリハビリメイクだが，これに関しては客観的な満足度を重視している．

リハビリメイクの今後

　医療に関する情報が多く得られる時代ではあるが，治療に関する不安や疑問を医師に聞くことをためらう患者や，どの診療科に行くべきなのか迷う患者もいる．リハビリメイク施術者は医療従事者ではないが前述の症例に対し，多忙な医師や医療従事者の代わりに患者の話を聞き，メイクという手法を用いてアドバイスすることができる．ひいては，治療に対して前向きに受け止められなかった患者を，積極的な治療を行うように導くこともある．そして，様々な専門の医師と話す機会があるという施術者の利点を生かし，将来的には患者と医師をつなぐコーディネーターの役割を果たすことを期待している．

文　献

1) Downie, M.：Camouflage therapy. Aust J Derm. 25：89-91, 1984.
2) Rayner, V. L.：Assessing camouflage therapy for the disfigured patient；A personal perspective. Dermatol Nurs. 2(2)：101-104, 1990.
3) Rayner, V. L.：Clinical Cosmetology：A Medical Approach to Esthetic Procedures. 194-198, Milady Publishing Co, New York, 1993.
4) Rayner, V. L.：Camouflage therapy；Dermatol Clin. 13(2)：467-472, 1995.
5) かづきれいこ，百束比古：注視点から見たリハビリメイクの外観改善効果および満足度調査〜単純性血管腫症例での検討〜．第55回日本形成外科学会抄録集：169, 2012.
6) かづきれいこ：【シンポジウム：香粧品に心の豊かさを求めて】リハビリメイク®とは．日香粧品誌．29(4)：335-339, 2005.
7) かづきれいこ：【血管柄付遊離骨移植の術式と問題点】リハビリメイクと医療．形成外科．44(10)：1029-1036, 2001.
8) かづきれいこ：【黒アザ治療パーフェクトガイド】黒アザに対するリハビリメイク．PEPARS. 24：62-67, 2008.
9) Aoki, R., Kazki, R.：Make-up Therapy for Burn Scar Patients. In：Hyakusoku, H.

ed. Color Atlas of Burn Reconstructive Surgery. 82-88, Springer, Berlin, 2010.

10) かづきれいこ：瘢痕に対するリハビリメイク．小川　令(編著)．瘢痕・ケロイドはここまで治せる．217-230．克誠堂出版，2015．

11) 檜垣祐子，渡邊郁子，かづきれいこ：【皮膚科医のための香粧品入門】アトピー性皮膚炎へのメイクアップ．皮膚臨床．56(11)：1862-1867，2014．

12) かづきれいこ：【副腎皮質ステロイド】副腎皮質ステロイドの副作用による容姿変化への"リハビリメイク®"の活用．薬局．66(5)：1831-1836，2015．

13) かづきれいこ：インフォームドコンセント　整容面の問題をリハビリメイク®で解決する適応と限界．眼手術学2　眼瞼．41-45，文光堂，2013．

14) かづきれいこ，百束比古：【実践 非手術的美容医療＜増大号＞】新しいメイクアップセラピー．PEPARS．27：120-127，2009．

15) 渡邊郁子，檜垣祐子，かづきれいこほか：容姿の問題を抱える女性のQOLとリハビリメイク®の有用性の検討―第1報―．精神科．18(3)：369-376，2011．

16) かづきれいこ，百束比古：美容外科治療後のメイクアップ療法の有用性について―満足度調査から―．美容外科．36(3)：107-111，2014．

17) かづきれいこ：がん患者のリハビリメイク．坪井栄孝(監)，田城孝雄(編著)．がんの在宅医療．94-101，中外医学社，2002．

化粧医学 —リハビリメイクの心理と実践—

【カウンセリング編】
患者との向き合い方

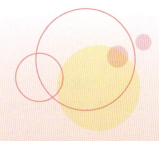

II 【カウンセリング編】患者との向き合い方
カウンセリング方法の基礎

かづきれいこ

リハビリメイクにおけるカウンセリングの意義

　前項の通り，リハビリメイクはカモフラージュメイクと異なり，患部を受容し社会復帰することを最終目標とする．患者は悩みを持つに至った経緯や人間関係，生活環境，自身の性格など多種多様な要因が複雑に絡み合った状態で，リハビリメイクを受けに来る．「本日はどのようなお悩みでいらっしゃいましたか？」と聞いて，出てくる患者の言葉のみでは理解ができないのだ．そのような複雑な悩みを紐解くために，施術者はカウンセリングを行うにあたっての心構えを知っておく必要があり，施術のためのカウンセリングはメイク技術と同等に重要である．他者が見ても気にならない患部を気にしている患者は，自身のボディイメージが歪んでいることが多く，カウンセリングとメイクの効果でネガティブなボディイメージを変えるように促す必要がある．

1．リハビリメイク施術者の心構え

　リハビリメイクを行うにあたり，注意すべきことは以下の通りである．

1）患者には敬意を払い，謙虚でいること

　様々な患者がいるが，なかには本来ならば人に話したくない悩みを，自身の変化のために一生懸命話す患者もいる．その勇気に敬意を払い対応する．また，施術者は技術を過信せず謙虚に対応し，あくまでも援助するという姿勢を取り，患者の言葉を否定してはならない．

2）秘密を守ること

　施術するにあたって，聞き取った多くの個人情報を知人や家族に他言しないことはもちろんだが，その現場にいなかったスタッフにも必要がない限り話してはいけない．

3）転移，逆転移をしないこと

　転移とは患者が施術者に対して抱く強い感情や態度のことで，感謝や尊敬などポジティブな感情は陽性転移，敵意や嫉妬などネガティブな感情は陰性転移と呼ぶ．逆に施術者が患者に感情移入して抱いた感情や態度を逆転移と呼ぶ．強い転

移が生じると，患者は施術者に依存しすぎて自立できないことや自身の問題を施術者にぶつけてしまうことがある．また，患者の気持ちに同調し泣いてしまう，強い口調になってしまうなどの逆転移が起きると，患者の信頼を失うだけでなく冷静に対応できなくなる．それらを避けるために，患者とはある程度の心理的距離を保つ必要がある．

　上記の注意事項をふまえて具体的には，目線，立ち位置，スタッフ同士の会話などに配慮する必要がある．まず，目線は威圧感を与えないよう患者の目線より高くならないようにし，鋭い視線にならないよう気をつける．メイクの施術者以外で記録などを行うスタッフは，患者の正面から見える位置を避けて立つ．また，スタッフ同士が小声で話をすると，患者が自分の悪口を話していると誤解することがあるので配慮する．メイク後の患者への声かけにおいても，意図が通じない場合もある．例えば，「きれいになった」という発言から「元々はきれいじゃなかった」と感じる，「全くわからなくなった」という発言から「目立っていた」と感じることもあり，それらの言葉は患者の気分を高揚させるために安易に使ってはいけない言葉だと考えている．断定表現より抽象的な表現のほうが好ましい．

2. ヒアリング

　カウンセリングを行ううえで必要なヒアリング項目は以下の通りである．

1) 現病歴，既往歴

　現病歴，既往歴，受傷時期，手術の有無・手術時期，治療の予定などを聞く．受傷時期によって受容度が異なり，治療予定の有無によってメイクへの期待値が変動する．

　明らかに実際とは異なる発言や辻褄が合わない発言があっても，否定をせず傾聴する．

2) 原　因

　原因について聞くが，患者が話したがらない場合は無理に聞かない．患者との信頼関係が構築された際に患者が自然と話すこともある．

　原因が他者，自身，近親者のどこにあるかによって，患部を見た時の感情が変わってくる．

3) 家族構成，家族の年齢

　両親や兄弟姉妹の有無・年齢，結婚歴などを聞く．患部を気にする理由にこれらが影響していることは多い．家族との関係性によって，メイク後の満足度や受容度が異なる．

4) 仕　事

　仕事中に患部を見られる機会の頻度，職場の人間関係について聞く．人前に立つ仕事の場合は，完全な被覆を求めることが多い．休職している患者は，仕事復帰までの期間を聞き，それまでの期間が短い時は患者自身の技術習得が早急に必

要となる.

5) 服装や外観の好み

　来訪時の服装や持ち物から好みを判断し，それに合わせてポイントメイクを行うと満足度がさらに向上する．メイク後，患部が被覆され外観に自信を持つと，今まで気にかけていなかった髪型を気にし始めることも多く，状況に応じて髪型の提案も行う．

症例・対象別アプローチ法

1. 先天性と後天性

　患部が先天性なのか後天性なのかによって，患部の受容度は大きく異なる．先天性の母斑や幼少期に受傷した傷などは，患者が物心ついた時から存在し，患部を含めた外観を自分の外観と認識しているため，成長過程とともに受け入れていることが多く，リハビリメイクによる少しの変化でも満足度が上昇する．一方で，後天的に受傷した傷や病気によって変化した顔貌が主訴の患者は，悩みのなかった患部を知っていることから，変化した外観を受け入れにくく，メイクでは完全な被覆を希望することが多い．

2. 受傷の時期による違い

　受傷時期が幼少期で記憶に残っていない時期の場合，先天性の患者と同様に受容していることが多い．

　思春期や青年期は社会との関わりを深く持ち始める時期で，この時期の受傷は他者の視線を強く意識し，患部を受け入れることができず，引きこもりやうつ症状を起こすケースもあり，カウンセリング時に患者が話したがらないことも多い．その際は無理に聞き出そうとせずメイクを始める．メイク後の変化を見て自信や希望を持たせることが効果的で，日常生活に復帰できるように技術習得を促す．

　壮年期以降は加齢の悩みが増えてくるため，患部の被覆のみではなく同時に顔面のアンチエイジングメイクを行うと，満足度の上昇に繋がる．

3. 自身による事故と他者による事故

　交通事故後外傷の場合，原因が自分自身なのか，他者なのかによって患部に対する感情が異なる．自分の過失による事故の場合，後悔や自責の念に駆られる．他者による場合は，加害者への恨みや怒りの気持ちが強くなる傾向があり，近親者の場合は異常な恨みから被害妄想を起こすケースもあり，さらに複雑な心理状態となる．被害者意識が強く，明らかに誇張した発言だとわかっても否定はせず，話し終えるまで傾聴し，自発的に考え方が変わるように促す．

4. 完治する病気と完治しない病気

　軽度の瘢痕など完治する病気は，患部が目立たなくなるまでのおおよその手術の回数や期間を伝えることが可能で，メイクは治療中の一助としての役割を持つ．一方で，ステロイド治療が必要な膠原病や治療が対症療法に限られる魚鱗癬などの先天性の皮膚疾患は，完治することが難しく，それらの患者は病気とともに生活をしていかなければならない．リハビリメイクは長期治療中の QOL 向上の役割を持ち，患部の被覆のみでなく健康的な印象を与えるため最適である．寛解と増悪を繰り返すのと同時に皮膚症状も変化するが，リハビリメイクは元よりその日の肌状態に合わせて複数のファンデーションを使用する方法であるため提案しやすい．

5. 美容医療後の悩みと醜形恐怖症

　近年，美容医療の認知度が広がり，治療を受けることが容易になった．美容医療は非可逆的な医療行為で副作用が発生する可能性があるにもかかわらず，安易に治療を受けた結果，自分の想像していた容貌とは異なり，悩む患者は多い．納得するまで手術を繰り返す，いわゆるポリサージャリーに陥る患者もおり，これは一種の醜形恐怖症，強迫性障害とも考えられ，精神科医や臨床心理士と協力してのカウンセリングも検討する必要がある．メイクは可逆的な方法で，満足度の低い場合は簡単に元に戻すことができるため，簡便で安価な方法である．

　醜形恐怖症患者にも同様の理由から非常に有効で，メイク中のスキンシップや会話から患者のゆがんだボディイメージを改善していくことが可能である．1 回のメイクで満足度が最大値まで上昇し，異常に明るく躁状態になる患者がいるが，その場合自宅に帰りメイクを落とした後同じ顔を再現できずにうつ状態に陥ることが多く，注意が必要である．患者自身で施術できるように定期的な講習の受講を提案するとよい．

　また，外科治療を行う前に患者と医師間で治療後のイメージの共有は必須で，シミュレーションソフトなどを使用している病院も多いが，実際に自身の顔で体感していないため，トラブルが起こることもある．リハビリメイクは，テーピングによって眼瞼やフェイスラインの形状を一時的に変えることができるため，術後のフォローのみでなく，術前シミュレーションとしても活用できる．

6. 機能と美容

　リハビリメイク希望者のうち，眼瞼痙攣患者や顔面神経麻痺患者は美容的な改善ではなく，機能的な改善を希望することが多い．血流に沿ったマッサージや下垂した皮膚を挙上するテープ貼付でそれらを改善すると，患者は心理的な希望や余裕ができ，最初は必要としていなかった美容的な改善を希望する．

　機能的な問題の改善後に美容的問題を気にするという事象は，がん治療中の患者など死と直結する病気にも起こる．抗がん剤治療中で心理的な余裕がない時期

は外観を気にしないが，治療とその副作用が落ち着き精神的な回復がみられると外観を気にし始め，これは回復の目安にもなる．メイクでの外観改善は機能，美容の両側面とも QOL の改善に大きく貢献できる．

7. 向精神薬の影響

　近年，精神科の需要が増え，抗うつ剤，睡眠薬などの向精神薬の使用者も増加している．リハビリメイクを希望する患者でも同様の傾向が見られ，主訴が精神科の症状でなくても，背景に精神的な悩みを抱え向精神薬を使用していることがある．前述の醜形恐怖症患者と同様に，メイク後に躁状態になり高い満足度を得たにもかかわらず，帰宅後にひどく落ち込む患者も存在し，これらの短期間の気持ちの変化は向精神薬の副作用や間違った使用により，助長されることがある．またメイク施術者への依存が起こる可能性もあるため，患者とは適度な心理的距離を保ち，あくまでもメイクでの変化を提供するのみにとどめ，対応が難しい場合は精神科医や臨床心理士とも協力して対応する．

8. 患者の両親の心理状態

　先天性疾患を持って生まれてきた子どもの両親は，原因が自分自身ではないにもかかわらず，自身を責める傾向がある．その結果，事実から回避し，子どもの治療に向き合っているように見えても，実際は患部をしっかりと見たことがなく目を背けてしまう者，もしくは過保護になりすぎて，1人で通える場所にも常に送り迎えをする，病院へは両親，祖父母まで付き添うなど，過剰に心配する者がいる．前者だと，子どもが成長した時に「親が熱心に治療をしてくれなかった」と恨むことがあり，後者は親への依存度が高く，常に周囲の顔色を伺い自立できない可能性がある．

　施術者は患部の被覆方法を提案するのはもちろんだが，上記のような両親の心のケアも同時に行い，親として強い愛情は注ぎつつも，自立できるよう適度な距離を保つよう促す．その際，子どもと両親が同じ悩みを抱いているとは限らないことを念頭に置く．また幼少期には，患部を被覆する際に母親も同時に自身のメイクを行うと，メイクという行為が特別でないものと感じられ，子どもが受け入れやすい．だが，子どもが希望しない場合には患部の被覆を強制する必要はなく，子どもの意思を優先させるとよい．

9. 兄弟姉妹の影響

　患者の兄弟姉妹の有無，年齢差，親密度はどのくらいか，場合によっては性格や仕事についても聞くことがある．一見重要だとは考えにくいが，患者にとって家族のなかで年齢的に一番近く比較対象になることが多いため，大きな影響を受ける場合がある．

　例えば，幼少期に受傷した瘢痕を主訴とする女性患者に2歳下の妹がいて，その妹が美貌に優れ人気があり明るい性格だった場合，患者は「妹ばかりがかわい

がられている」と引け目を感じながら成長期を迎えることがある．これは同性の兄弟姉妹で年齢が近い場合にしばしばみられる．そのような患者に対しては，悩みを傾聴した後，正しい事実を伝え，患部の被覆のみでなく健康的で若々しい印象に施術を行うと，自分に自信がつき自己肯定感が強くなる．

逆に，同じ症状の患者に2歳上の兄がいる場合は，上記のような否定的な考えは起こりにくい．異性であるため比較されることが少なく，兄からは多くの愛情を注がれている可能性が高いからだ．

このように，兄弟姉妹の存在は患者の性格形成や患部の受容度に対し，時に大きな影響を与える場合がある．

10. 高齢者に対するメイク

筆者は20年以上前から高齢者施設でメイクを行っている．軽度の認知症や老人性うつ症状がある高齢者には特に有効で，メイクをすると認知機能が回復する，記憶が明確になるなどを体感している．これはメイク中やメイク後に鏡を見せて感想を聞く，口紅の色を選択させるなど，普段の施設での生活では行われないイレギュラーな行為や，それに伴うコミュニケーションが影響していると推察される．さらに，メイクを継続するとコミュニケーションが取りやすくなる，異常行動が減ることも経験しており，筆者はそれらの効果を明らかにすべく調査を進めている．

リハビリメイクの評価方法について

1. 評価方法

リハビリメイクを医療現場で行うにあたり，リハビリメイクの効果をより明確に提言するために，他者による客観的な評価ではなく患者本人の主観評価による評価方法が必要であると考え，Visual Analog Scale（VAS）と WHO QOL26 を用いて，調査を行っている．また，患者と施術者の評価の差を埋めるためにも有効である．

a）VAS

外観の主観評価を測る調査票は存在しなかったため，主観的な気分の評価として用いられることもある[1] VAS を用いて，施術前，施術直後，施術より3週間後に調査している．3週間後のみ郵送にて調査するが，施術前と直後は施術者以外のスタッフが口頭にて説明後，記入してもらう．これは施術者が説明すると遠慮や気遣いにより，正しい数値が得られないことを避けるためだ．「自分の外観についてどう思いますか？」という質問に対し，0 mm を「外観に非常に不満」，100 mm を「外観に非常に満足」として，その時点での自分の満足度をプロットさせる．

VAS は多くの質問項目がある調査票とは異なり，時間的な負担が少なく，結果

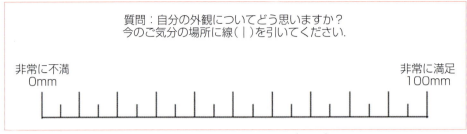

図1 Visual Analog Scale(VAS)

が明確にわかるため,有効な調査票であると考える(図1).

b) WHO QOL26

WHO QOL26は世界保健機関(WHO)が開発した生活の質を測定する評価票[2]で,「身体的領域」「心理的領域」「社会的領域」「環境」「全体」の5領域に分類される26個の質問から構成される.各設問は1〜5点の5段階評価で,得点が高いほどQOLが高いと評価される.リハビリメイクではWHO QOL26を用いて,施術前,施術より3週間後に評価を行う(3週間後は郵送にて調査).

2. アンケート返送率の違い

学会などで使用する数値データをまとめる際,3週間後の返送率を提示することがある.過去の調査[3]において,血管腫,母斑,美容外科治療後の悩みをそれぞれ主訴に持つ患者の返送率を比較したところ,それぞれ53%,44%,31%であった.これは美容外科後の悩みを持つ患者は自己のボディイメージが低く,他疾患と比較しても満足度が低いため,調査に関しても非協力的であったと推察される.このように,返送率は満足度を考察する1つの材料になり得る(図2).

フォローの重要性

リハビリメイクは約15分という短時間で施術が可能で,効果がすぐに表れ患者の主観的な満足度も上昇するという特徴がある.施術から3週間後は施術前よりは高い数値を維持するものの,施術後よりは下がってしまう.患部を完全に受容するためには1回の高い満足度のみではなく,その後もできるだけ高い数値を維持し,高い満足度を持った記憶を定着させる必要がある.患者が日常生活でメイクを必要としている場合は特に重要である.

高い満足度を維持するために,リハビリメイクを施術した患者には技術習得のためにメイク講習の受講を提案している.その効果が示された,更年期症状を有する9名の女性を対象に行った過去の調査[4]がある.対象者は,初日と10日後の計2回リハビリメイクの講習を受講し,その後1年間,習得したメイクを自身で継続してもらい,その間VASを取得した.VASの平均値は,初回のリハビリメ

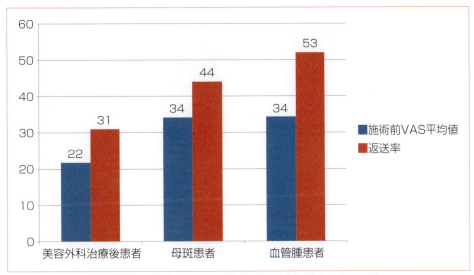

図2　VAS値と3週間後の返送率（文献3より引用）

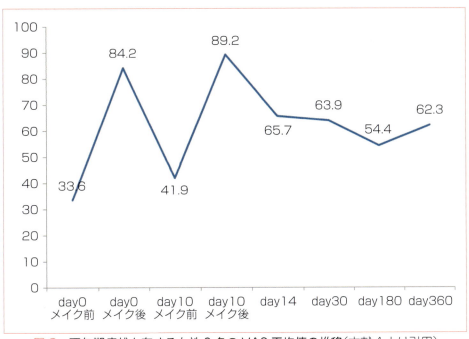

図3　更年期症状を有する女性9名のVAS平均値の推移（文献4より引用）

イク前は33.6だったのに対しメイク後は84.2に上昇，10日後のメイク前は41.9まで下がったがメイク後には89.2まで上昇した．その後は若干下がったものの50以上のVAS値を維持し，1年後は62.3であった．これは1度のメイク講習では習得しきれなかったため，VAS値は下がってしまったが，2回目の講習でより習熟度が高まった結果，VAS値はさらに上昇し，その後も高値を維持したと考えられる（図3）．

このように外観への満足度が低下しても，継続的に講習を受講することで，満足度はその都度回復する．ボディイメージが著しく低下している患者や精神的に不安定な患者に対しては，特に有効な手段である．

○文　献○

1) Aitken, R. C.：Measurement of feelings using visual analogue scales. Proc Roy Soc Med. 62(10)：989-993, 1969.
2) 田崎美弥子，中根允文：WHO/QOL-26 手引き．14-24, 金子書房，1997.
3) かづきれいこ，百束比古：美容外科治療後のメイクアップ療法の有用性について；満足度調査から．美容外科．36：107-111, 2014.
4) かづきれいこ，百束比古：【第 37 回日本女性心身医学会学術集会報告】リハビリメイク®が更年期症状に及ぼす効果；WHO QOL26, VAS, クッパーマン更年期障害指数を用いた評価．女性心身医学．14：85-93, 2009.

化粧医学 —リハビリメイクの心理と実践—

III

【実践編】
さぁリハビリメイクを始めよう！

III 【実践編】さぁリハビリメイクを始めよう！

Step 0 リハビリメイクを始めよう
―理論を知って，顔の部位やとらえ方を知る―

リハビリメイクの7つのポイント

Point 1　誰でも短時間で簡単にできる

　リハビリメイクの目的はあくまでも，患者が満足し得る美をもたらして，患者の社会復帰を促すこと．そのためには，思い立ったときにいつでも短時間で簡単にできることが重要である．最終的には患者が15分で完成させることを目指す．

Point 2　くずれにくく，べたつかない

　患部を隠すことに主眼を置いた従来のカモフラージュメイクでは，どうしても厚塗りになるため，くずれやすさやべたつきなどが気になり，メイクすることが負担になりがちである．水や汗に強いリハビリメイクはくずれにくく，べたつかないため負担が少ない．

Point 3　世代・症状に関係なく同じ化粧品を使用

　外観に悩みを抱える患者の心理的抵抗を軽減するためには，一般と同じ化粧品を使用してメイクすることも大切である．大手百貨店などで普通に購入することができれば，日常的に気軽にショップに足を運び，メイクアップに関する悩みなどを相談しやすくなる．

Point 4　光と影の効果や目の錯覚を最大限に利用する

　顔に色をのせる塗り絵のメイクではなく，光が当たる部分と影になる部分を強調して顔に立体感を演出する．ラインの入れ方や面のとらえ方などで，目の錯覚を効果的に利用することで，患部から視線をそらす作用もある．

Point 5　黄色いファンデーションを使用する

　黄色は光を反射して明るく見せる色なので，絵画の手法では，人物を描くときに下地として使うことがある．"かづきイエロー"と呼ばれる明るい黄色のファンデーションを使用することで，肌のくすみを抑え透明感が増すため，肌そのものが元気に見える．

Point 6 横顔を意識して立体的な顔をつくる

　顔を立体的にとらえて，ファンデーションの塗る方向性，眉の描き方，チークのつけ方などで，横顔を意識し，さまざまな角度から見ても立体的で奥行のある顔をつくる．

Point 7 魅力を最大限に引き出す

　エネルギーのある元気な顔こそが人を魅力的に見せる．リハビリメイクの技術を身につけセオリーどおりにやれば，誰にでも魅力を最大限に引き出すことができる．

顔の各部位について確認しよう

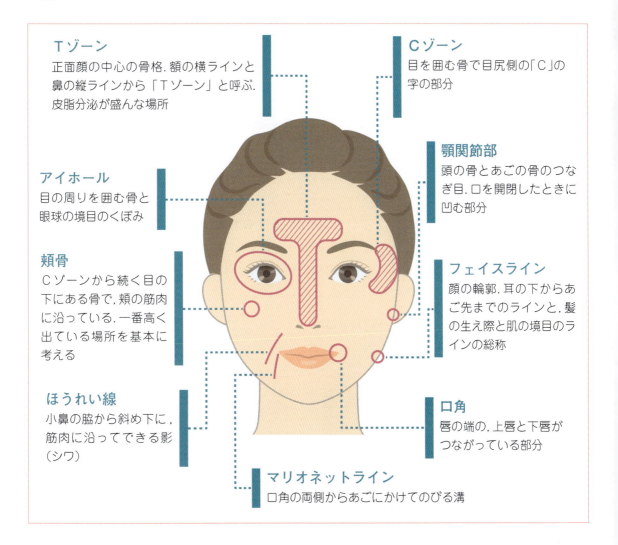

Tゾーン
正面顔の中心の骨格．額の横ラインと鼻の縦ラインから「Tゾーン」と呼ぶ．皮脂分泌が盛んな場所

Cゾーン
目を囲む骨で目尻側の「C」の字の部分

アイホール
目の周りを囲む骨と眼球の境目のくぼみ

顎関節部
頭の骨とあごの骨のつなぎ目．口を開閉したときに凹む部分

頬骨
Cゾーンから続く目の下にある骨で，頬の筋肉に沿っている．一番高く出ている場所を基本に考える

フェイスライン
顔の輪郭．耳の下からあご先までのラインと，髪の生え際と肌の境目のラインの総称

ほうれい線
小鼻の脇から斜め下に，筋肉に沿ってできる影（シワ）

口角
唇の端の，上唇と下唇がつながっている部分

マリオネットライン
口角の両側からあごにかけてのびる溝

「正面顔」と「横顔」のとらえ方をマスターする

　一般的に，左右の眉尻の内側を「正面顔」，外側を「横顔」としてとらえがちだが，リハビリメイクでは，最大限の視覚効果を考え，左右の黒目の外側のラインより内側を「正面顔」，外側を「横顔」としてとらえる．それだけで，顔が求心的・立体的に見える．

　ファンデーションの塗り方や眉の描き方，アイシャドー，チークの入れ方などはこのとらえ方をベースに考えられている．

かづきの考える正面顔と横顔

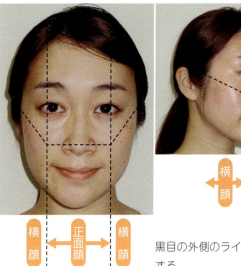
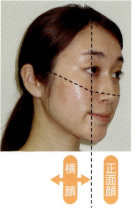

黒目の外側のラインで区別する

一般的な正面顔と横顔

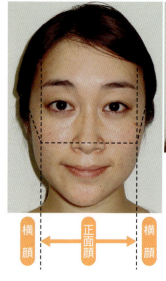
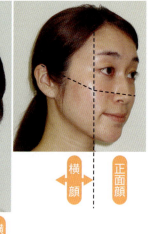

眉尻のラインで区別する

＜見られる角度により，顔の印象は変わる＞

　顔は正面から見られることのほうが少なく，上下左右あらゆる方向から見られている．見る角度によって眉や目元，フェイスラインなど印象は大きく変わるため，仕事や生活環境，身長などを考え確認することが大切である．

下から見上げられる角度

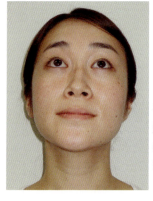

子どもをはじめ，自分より背が低い人や座っている人から見上げられる角度．頬のたるみや下がった口角が目立ち少し怖い印象になる．

上から見下ろされる角度

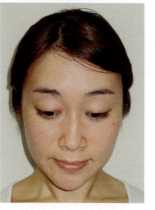

座った状態でお仕事をされる方など見下ろされる角度．少し情けない頼りない印象になる．また，フェイスラインなどたるみが強調される．

斜めや横からの角度

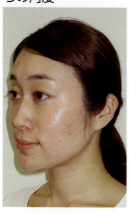

一番見られる機会の多い角度．フェイスラインやほうれい線，目尻などのたるみが目立つ．

リハビリメイク基本の流れ

- Step 1　スキンケア ……………… P.24
- Step 2　血流マッサージ ………… P.26
- Step 3　かづき・デザインテープ … P.30
- Step 4　イエロー下地 …………… P.35
- Step 4　ファンデーション第1段階 … P.35
- Step 5　フェイスパウダー ……… P.36
- Step 5　ファンデーション第2段階 … P.37
- Step 6　チーク＋ホワイトパール … P.38

（Step 4〜Step 6：肌づくり）

- Step 7　眉 ………………………… P.39
- Step 8　アイメイク ……………… P.40
- Step 9　リップ …………………… P.41

III 【実践編】さぁリハビリメイクを始めよう！

Step 1 スキンケア
―肌力を引き出すシンプルスキンケア―

　肌は本来，自らうるおう力を備えている．毛穴から分泌される皮脂は，皮膚の水分が蒸発するのを防ぐ天然のクリームの役目を果たしているため，これを洗顔などで必要以上に奪ってしまわないことに気をつけたい．乾燥する部分には，効果的に油分を補給することが大切である．スクワランオイルは，リハビリメイクのスキンケアには欠かせないアイテムである．

 肌に必要な皮脂やうるおいを守る朝の「ふきとり洗顔」

　就寝前にしっかりと肌の汚れを落としておけば，睡眠中に毛穴から分泌される皮脂で天然のうるおいによる膜（皮脂膜）がつくられる．年齢を重ねることで徐々に分泌量は減り，肌のうるおいを守る役割を十分に果たせなくなってくる．肌を乾燥から守るためにも，自ら出てくる皮脂や水分をできるだけ蒸発させないことが大切である．天然のうるおいを洗顔によって落としてしまわないように，朝は化粧水とスクワランオイルで汚れを落とす「ふきとり洗顔」を行う．

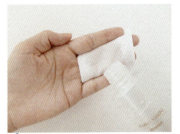

❶大判（または普通の大きさ）のコットンに，化粧水をたっぷり含ませる．

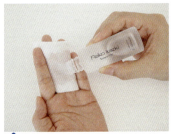

❷スクワランオイルを適量加える．

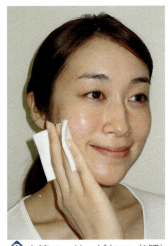

❸血流マッサージ（P.26参照）の要領で顔全体を上から下へとすべらせる．皮膚をこすりすぎないよう注意して，乾燥が気になる部分にはパッティングする．

スクワランオイルの特長

　深海サメからとれるスクワランオイルは，人間の皮脂に含まれる成分"スクワレン"と非常に近い性質がある．そのため，以下のような優れた特長があると言われている．

①角質の硬化を防いで肌を柔軟にする　④一緒に与える他の成分の浸透を助ける
②肌の新陳代謝をサポートする　　　　⑤酸化，変質しにくく，肌に安全
③角質層への浸透がすぐれている　　　⑥保湿効果がある

夜のスキンケアも「保湿」が大切

　夜のスキンケアも必要最小限のシンプルケアで，肌本来の力を引き出す．洗顔後は，肌が濡れた状態で手早くスクワランオイルをのばし，化粧水で保湿を行う．目の周りなどの乾燥しやすい部分には美容液やクリームなどをプラスする．

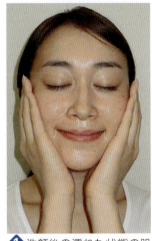
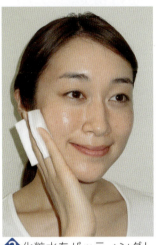
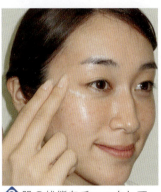

❶ 洗顔後の濡れた状態の肌にスクワランオイルを薄くのばす．

❷ 化粧水をパッティングしながらたっぷりつけて保湿する．

❸ 肌の状態をチェックして，乾燥が気になる部分に美容液やクリームをつける．

週に1度の「蒸しタオルクレンジング」

　小鼻のざらつきや毛穴の詰まりが気になるときは，肌にうるおいを与えながら，毛穴の奥の汚れまですっきり落とす「蒸しタオルクレンジング」を週に1度くらいを目安に行う．

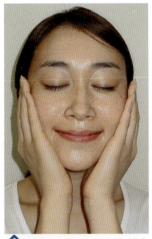
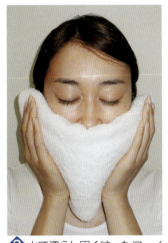
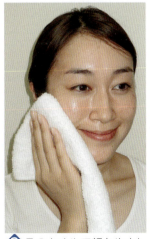

❶ スクワランオイルを顔全体にたっぷりつけ，汚れを浮き上がらせる．

❷ 水で濡らし固く絞ったフェイスタオルを電子レンジで温め（600ｗで40秒ほど）蒸しタオルをつくり，顔を数分覆う．

❸ そのタオルで顔をやさしく押さえるように拭き取る．

【実践編】さぁリハビリメイクを始めよう！

Step 2 血流マッサージ
―1回わずか30秒のマッサージで血行促進―

　首から下の血管には，血液の逆流を防ぐために弁があるが，首から上の血管にはほとんどない．そのため，本来は心臓に戻っていくべき静脈血が血管のなかに滞ったままになりやすい．

　血流マッサージは，顔に滞った静脈血を静脈から心臓に戻すように上から下に向かってマッサージすることで，血行を促進し老廃物を流し出す．血流がよくなることで，顔のむくみやくすみがとれて肌のハリとツヤがよみがえり，たるみも解消するため，メイクで患部を完全に被覆できなくても，患者の満足度が高まる．基本の血流マッサージは毎日メイク前に約30秒行う．また，化粧直しのときなど，夕方の疲れた顔にも効果的である．

血流マッサージの主な効果

- むくみが改善し，顔が引き締まった印象になる
- 皮膚表面の温度が下がり，ファンデーションののりがよくなる
- 顔がすっきりして軽くなる

使用するスポンジの準備

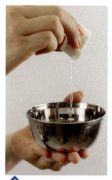

❶厚みのある五角形のスポンジを水で濡らして固く絞る．

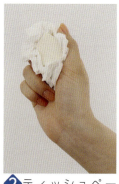

❷ティッシュペーパーなどでスポンジの水気を軽く押さえる．

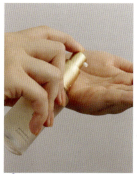

❸すべりをよくするために，さらっとしたタイプの美容液を手のひらに1～2プッシュ出す．

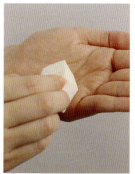

❹手のひらでスポンジに美容液を含ませる．

血流マッサージの基本手順

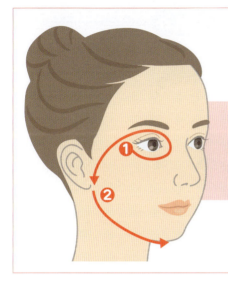

皮膚に過度の負担をかけないために，スポンジは必ず湿らせ，すべりをよくしてから使用する

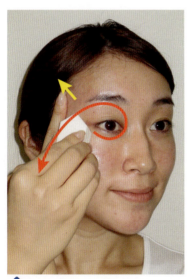

❶片方の手で目尻の皮膚を斜め上に引き上げ，反対の手で持ったスポンジを目尻に当ててスタート．
目の周りをぐるりと1周させてから耳の下まですべらせる．目の周りは皮膚が薄いので，やさしく丁寧に行う．目尻から耳の下までは気持ちいい程度に力を入れる．

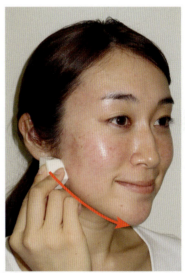

❷耳の下からあごに向けてフェイスラインに沿ってすべらせる．気持ちいい程度に力を入れて行う．手順❶と❷を何度か繰り返す．

血流マッサージの応用手順

エイジングの3大悩み

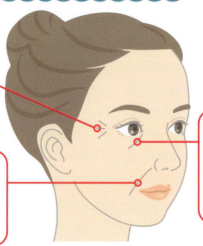

目尻の小ジワ
笑うと目尻に出現する小さなシワで表情ジワの一種.加齢とともにくっきりと目立ってくる

目の下のたるみ
加齢とともに目の下から頬にかけて現れるライン.やつれた印象を与える

ほうれい線
小鼻の脇から斜め下に入るライン.頬の筋肉がたるむにつれて深くなる

 ## エイジングの悩みに効くマッサージ手順

❗ 目尻の小ジワ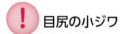

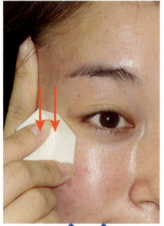

基本の手順 ❶ と ❷ を行った後,このマッサージをプラスする.反対側の手で目尻の皮膚を引き上げながら押さえたら,小ジワを縦断するようにスポンジをまっすぐ下へ動かす.

❗ ほうれい線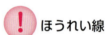

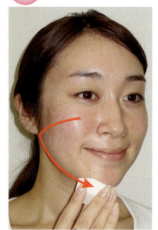

基本の手順 ❷ をこのマッサージに替える.頬骨からスタートし,ほうれい線をぐるりと回り込むようにスポンジを動かして,フェイスラインに沿ってあご先まですべらせる.

❗ 目の下のたるみ

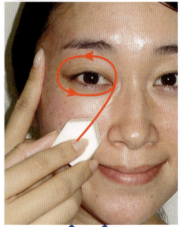

基本の手順 ❶ と ❷ を行った後,このマッサージをプラスする.目の下のたるみラインに沿って,スポンジを斜め上に軽く数回動かし,目の周りを数周する.力を入れすぎずやさしく行う.

五角形のスポンジ

マッサージに使用するスポンジは,肌にやさしく,また摩擦の刺激を軽減するため適度な厚みと弾力が必要である.先端部分は目の周囲など細かい部分に入り込み,広い面を使うことで均一に力が入る.

Step 3 かづき・デザインテープ
―薄さ 0.005 mm のテープで，たるんだ皮膚を引き上げる―

【実践編】さぁリハビリメイクを始めよう！

リハビリメイクの現場から生まれた『かづき・デザインテープ』は，患部の肌の凹凸までカバーできるように，光らず，透明で，肌と段差ができないほど極薄で，通気性もよく，しかも低刺激で肌にやさしい．リストカットや手術痕，やけど痕などの患者に適応するのはもちろん，皮膚の引き上げにも効果を発揮し，アンチエイジング目的にも使用されている．

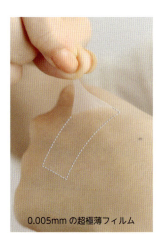

0.005mm の超極薄フィルム

特長
- 肌の動きにフィットする 0.005 mm の超極薄フィルム
- 通気性が良く，長時間貼ってもムレない
- 貼っているところが目立たない
- はがれにくいのに低刺激で肌にやさしい
- エンボス加工を施しているので，上からメイクができる

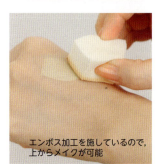

エンボス加工を施しているので，上からメイクが可能

効果
- シワやほうれい線が薄くなる
- フェイスラインがすっきりし，小顔になる
- 毛穴の開きが目立たなくなる
- くすみが解消し，肌に透明感が出る
- まぶたがすっきりし目が大きく見える．目尻も上がる

＜準備＞

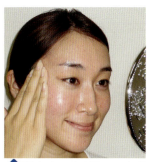

❶鏡をまっすぐ見て，皮膚が上がる位置を探す．

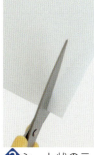

❷シート状のテープは，ハサミで事前にカットしておく．角を丸くするとはがれにくくなる．

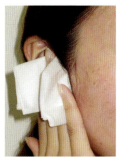

❸テープを貼る部分の汗や皮脂，汚れをティッシュなどで拭き取っておく．

エイジングに効く基本位置

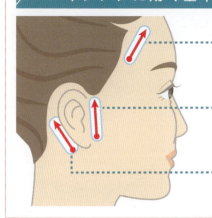

こめかみから額
目の下やまぶたのたるみ、眼瞼下垂などが気になる人に効く

耳の前
頬やあごのたるみ、フェイスラインのもたつきなどに効果的

耳の後ろ
頬がたるみ、ほうれい線がくっきりと目立ってきた人に効く

基本の貼り方

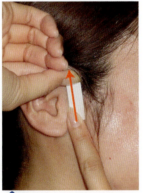

❶ テープの下端を貼り、指で押さえながら、テープの上端をぐっと引き上げる.

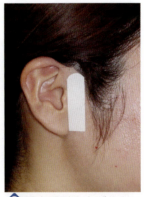

❷ 最大限引き上げたところで貼る.

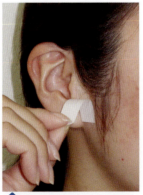

❸ 数分置いた後、白いはく離紙をゆっくりはがす.

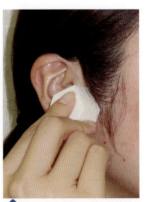

❹ 水を含ませたスポンジなどで、テープの上から軽くたたき肌に密着させる.

【応用編】悩み別の貼り方

<口元のたるみ>　　<目の周りのたるみ>　　<まぶたの下垂>

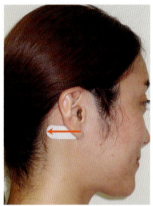 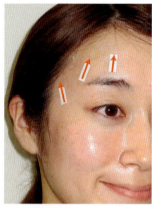 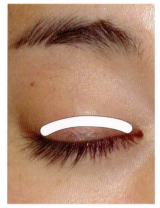

耳たぶの後ろを支点に，真後ろへと太く切ったテープを貼る．

約3mm幅に細くカットしたテープを，おでこや目元あたりに引き上げながら貼る．

下垂に対して，瞼上に細長い形のテープを貼ることで，目の開きが改善する．

<フェイスラインを引き上げ首を長く>

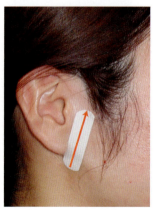

耳たぶの少し下側からテープを引っ掛けるようにして持ち上げて貼ると，フェイスラインが引き締まり，首も長く見える．

<眉間のシワ>

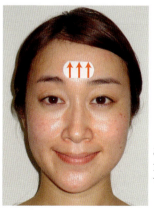

おでこ中央の皮膚を引き上げ，太くカットしたテープを上に貼って固定する．

はがし方

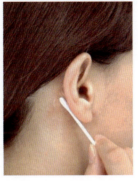

❶ 綿棒に美容オイルなどを含ませて，テープを貼っている部分を軽くこすり，はがし始めを見つける．

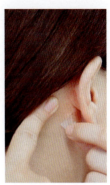

❷ はがし始めが出てきたら，皮膚を押さえながらゆっくりとはがす．

失敗しない貼り方のコツ

Q 引き上げられている感じがしない

A 鏡に向かって，まっすぐ正面を見て貼るように

鏡をのぞき込み下や横を向くと，不自然なたるみや皮膚の引き上げができるため，顔はまっすぐ正面を向き，正しく引き上げられていることを確認するように貼る．

血流マッサージ＋テープ

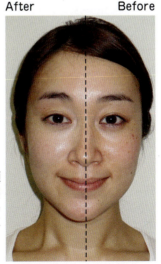

前後の比較

血流マッサージを行い，テープを貼った顔は重たげなまぶたのかぶりが解消され，目の下のクマやフェイスラインもすっきりした．目の下のたるみラインもなくなり，頬にハリとボリュームが出ている．

Ⅲ 【実践編】さぁリハビリメイクを始めよう！

Step 4 肌づくり①
―肌の色を均一に整える―

個々人に適したファンデーションを選ぶ

　患部をより自然にカバーし肌の色を美しく整えるためにはファンデーション選びが重要である．使用するファンデーションを選ぶ際は，患部の状態，年齢（皮膚の若さ），人前に出る機会の多寡などのライフスタイル，本人のメイク技術の取得具合などを考慮して総合的に判断する．また，複数のファンデーションを混ぜる際には，粒子が細かくなるまで手のひらでしっかりと混ぜ合わせてから顔に塗布する．これを怠ると皮膚への密着度が低くなり化粧くずれの原因となる．

＜ファンデーションの種類と特長＞

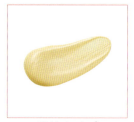

乳液タイプ
水分を多く含む．乳液のような感触のファンデーション．さらっとした軽い感触で，被覆力は最も低い．

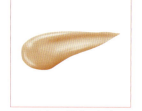

リキッドタイプ
水分を最も多く含む．液体状のファンデーション．薄づきでのびがよく，軽い感触．被覆力はカバータイプ，クリームタイプに次いで高い．

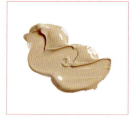

クリームタイプ
美容液成分が多く配合され，保湿力が高い．クリーム状のファンデーション．乾燥した肌に適している．被覆力は高いが自然に仕上がる．

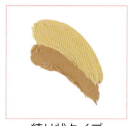

練り状タイプ
肌への密着性や保湿力が高い．固形（練り状）のファンデーション．被覆力は比較的高く，塗ると肌にハリが出る．

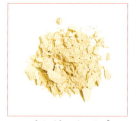

パウダータイプ
薄づきでも被覆力はやや高い．パウダー状のファンデーション．化粧直しにも手軽に使える．

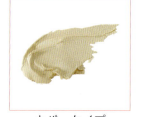

カバータイプ
主に患部を被覆するために使用する．被覆力の極めて高いファンデーション．質感を軽くするためパール入りのものもある．

イエローファンデーションの特長

リハビリメイクでは，下地をはじめ，黄色のファンデーションを混ぜて使用することが多い．黄色は肌のくすみを抑えて透明感を出す，傷痕ややけど痕などの赤みを目立たなくする，などの効果が期待できるからである．その時々の肌状態に応じて，黄色いファンデーションのタイプを選択するとよい．

イエロー下地の基本手順

保湿力にすぐれ，テカリを抑えて肌のうるおいもキープする乳液タイプのイエローの化粧下地を使用する．適量を手のひらにとり，上から下へと顔全体にムラなく伸ばしていく．イエロー効果で赤みやくすみをカバーし，肌に透明感が出る．

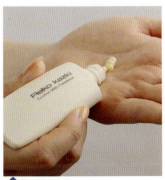
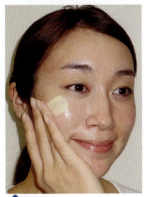
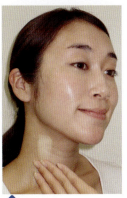

❶ 手のひらに適量出す．

❷ 指で少量ずつとり，上から下へとすり込むように顔全体に塗布する．

❸ 手に取って余った場合は，年齢の出やすい首や手にも伸ばす．透明感がアップし，日やけも防ぐ．

 ## ファンデーション第1段階の基本手順

ファンデーション第1段階は，塗り方と方向性に従って，スポンジで8ステップで塗布していく．「正面顔」と「横顔」を意識して（P.22参照），顔の上がったラインに沿って塗るので，目に見えない無数の線の跡が肌に残り，その結果，奥行きのある顔に見える．また，血流に沿ったマッサージも兼ねている．

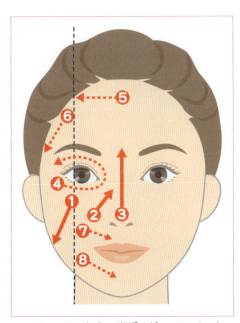

▲イラストの矢印の順番で塗っていく．実線（→）は普通に，点線（⇢）は薄く塗る．皮膚の薄いところやよく動くところは，ファンデーションがよれやすいので薄く塗る．

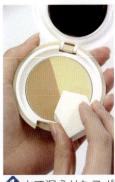
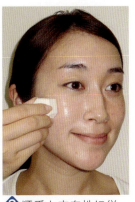

❶ 水で湿らせたスポンジで練り状ファンデーションのイエローとベージュを1：1の割合でとり，手のひらでよく混ぜ合わせる．

❷ 順番と方向性に従って顔全体に塗布する．赤みが強い人にはイエローを多めにとり，塗布する．

Step 5 肌づくり② —くずれにくい肌をつくる—

【実践編】さぁリハビリメイクを始めよう！

フェイスパウダーの基本手順

　フェイスパウダーには，肌表面のキメを整えて，化粧くずれを防ぎ，日やけ予防になる効果がある．肌に透明感を与え，軽い質感に仕上げるのにも役立つ．肌に薄く均一につくよう，パフによくもみ込むことがポイントである．こうすることでパウダーの粒子が細かくなる．

　汗をかいてもくずれないように，フェイスパウダーは粒子が細かく水に強いものを選ぶとよい．

> **効果** フェイスパウダーの効果
> ・化粧くずれを防ぐ
> ・紫外線を防ぐ
> ・肌のキメを整える

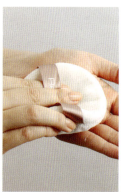

❶ パフにフェイスパウダーを取り，手のひらでよくもみ込み，パウダーの粒子を細かくする．

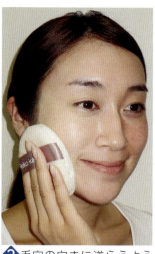

❷ 毛穴の向きに逆らうように，下から上に押えるようにつける．

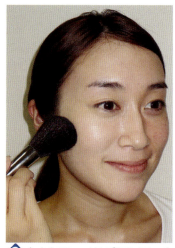

❸ 大きなフェイスブラシで，余分なフェイスパウダーを払い落とす．

ファンデーション第2段階の基本手順

　ファンデーション第1段階ではカバーしきれなかった患部をさらに目立たなくするには，カバー力の高い練り状ファンデーションを部分使いする．アンチエイジングの場合こめかみからCゾーンにかけて少量をのせ，頬骨の近くにあるシミなどや肌のくすみを自然にカバーする．オレンジ色を使うと自然な血色がプラスされ，肌を若々しく元気に見せることができる．くすみやシミの強い年齢肌にはオレンジ色にカバー力の高いベージュと白パールのファンデーションを混ぜて塗布することにより高いカバー力と軽い質感を両立させる．

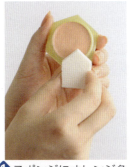

❶ スポンジにオレンジ色のカバー力の高い練り状ファンデーションを少量とり，手のひらでよくなじませる．

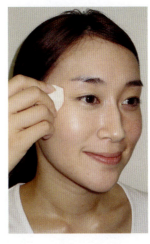

❷ こめかみからCゾーンあたりに，ポンポンと軽くたたくようにして塗布する．

Cゾーン以外の位置にシミがある場合

　Cゾーン以外の場所に大きなシミなどがある場合は，カバー力の高い練り状ファンデーションでカバーし，上からフェイスパウダーをはたいてくずれにくくする．シミが気になる時は手順を繰り返す．

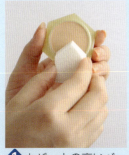

❶ カバー力の高いベージュの練り状ファンデーションを少量とり，手のひらでよくなじませる．

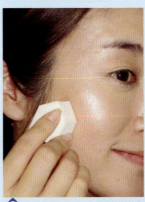

❷ シミが目立つ部分を中心にポンポンと軽くたたくようにして塗布する．

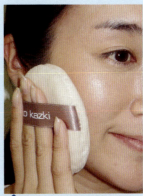

❸ その上からフェイスパウダーを重ねてブラシで払う．❷と❸をシミが目立たなくなるまで繰り返す．

化粧医学—リハビリメイクの心理と実践—

【実践編】さぁリハビリメイクを始めよう！

Step 6 肌づくり③
―自然な血色とツヤをプラスする―

チーク＋ホワイトパールの基本手順

　肌づくりの仕上げに，チークで肌に若々しい血色をプラスする．チークの色も単色ではなく，複数混ぜることで色に深みが出て，肌なじみが良くなる．
　ファンデーション第2段階でオレンジのファンデーションを塗布した上からチークをのせ，続いて「横顔」（P.22参照）のみにカタカナの「レ」の字にチークを入れる．上に上がったラインを入れ，頬の位置を高くすると，立体感のある顔に見える．手順の最後に，顔の凸部分に白パールを入れると，顔の立体感が強調され，肌の質感を軽く見せることができる．

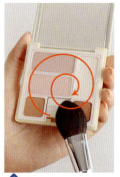
❶チーク2色，茶系のシャドー2色，白パールを混ぜるようにしてチークブラシでとり，手のひらでなじませる．

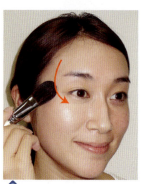
❷オレンジのファンデーションを塗布したあたりに，ふんわりと重ねてつける．Cゾーンにツヤがプラスされて若々しい印象になる．

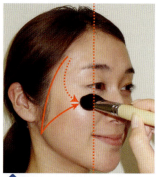
❸こめかみからあごの付け根で折り返し，カタカナの「レ」の字を描くように入れる．余分な場所についた時はスポンジで抑える．

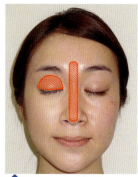
❹白パールを少量取り，鼻筋とアイホールに塗布してからぼかす

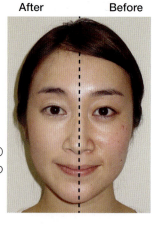

After　　　Before

❺肌づくり前後の比較
肌づくりが完成した右の写真は，肌の赤みやシミ，そばかす，くまも消えてキメも整って見える．頬の位置が高くなり，自然な透明感と血色によりはつらつとして見える．

化粧医学―リハビリメイクの心理と実践―

【実践編】さぁリハビリメイクを始めよう！

Step 7 眉メイク
―眉の黄金バランスを知り，印象を大きく変える―

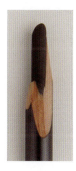

　眉を描く際に心がけたいのは，シンメトリー（左右対称）に描くこと．観音様の顔のように左右対称で鼻筋からすっと眉が続いていると，人に安心感を与える．さらに，鼻筋のラインが自然につながっていると，鼻が高く見え，やさしく知的な印象になる．

　眉を描く前にまず，下のイラストを参考に，余分な毛を整え，眉山，眉尻，眉頭の位置を決める．

　眉を描く道具にはデッサン用の画材鉛筆（エボニー）を使用するのも良い．濃淡のグラデーションをつけやすく芯のグレーの色は髪色にも合わせやすい．

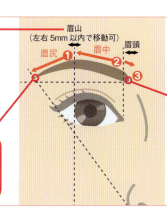

眉山
黒目の外側の延長線上を中心に左右約5mmの範囲で，眉全体の長さの半分より外側につくる

眉尻
小鼻と目尻を結んだ延長線上まで延びている．眉頭より上にする

眉頭
目頭より1cm弱，顔の内側に入り，鼻筋に自然につなげる

眉メイクの基本手順

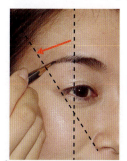
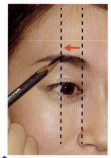
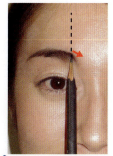
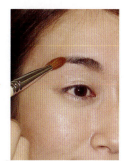

❶ 芯の細い部分を使って，眉山から眉尻に向かって短い直線をたくさん重ねるように描く．眉尻は止めずにスッと力を抜いてはらう．

❷ 芯の細い部分を使って，眉中から眉山に向かって塗り込むように描く．

❸ 芯の太い面を使って，眉中から眉頭に向かって徐々に色が薄くなるように描く．眉頭は鼻筋につながって見えるように描く．

❹ 茶系の2色のアイシャドーをブラシで混ぜ，眉全体に軽くのせる．明るくソフトな印象に仕上がる．

【実践編】さぁリハビリメイクを始めよう！

Step 8 アイメイク
―光と影の効果で，ナチュラルで力強い目元に―

　目元の印象は顔全体の印象を大きく左右するので，個性を引き出して元気に見せるアイメイクを心掛ける．それには，流行色を多用するのではなく，光と影の効果で顔に自然な陰影をつくり，ナチュラルでありながら力強い目元に仕上げることが大切である．

　茶色系のアイシャドーを入れる際は，まぶたの「正面顔」に縦方向に入れる．こうすると，縦ラインが強調され立体的になり引き締まった求心的な顔に見える．下まぶたの白パールラインはレフ板効果で白目のにごりを取り，黒のアイラインやマスカラで目元をくっきりと際立たせることで，黒目を輝かせて見せる．

〈アイシャドー〉

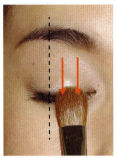

アイシャドーブラシで茶系2色のアイシャドーをとって手のひらでなじませ，まぶたの「正面顔」にだけ縦方向に入れる．

〈白パールのライン〉

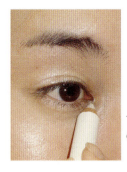

下まぶたのキワに白パールのラインを入れる．

〈アイライン〉

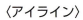

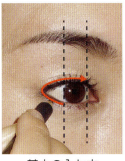

基本の入れ方

ペンシルタイプの黒のアイライナーで睫毛の生え際の内側に描く．目の下側の目尻から1/3のところをスタート地点として，目の上側の目尻から2/3（黒目の内側ライン）のところまで，ぐるりと一気に描く．

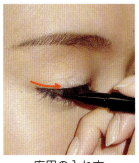

応用の入れ方

リキッドタイプのアイライナーを使うと，よりくっきりと目元を演出できる．加齢によってぼんやりしてきた目元に効果的．入れ方はペンシルで描いた上からなぞるようにすると，より簡単に描ける．

〈マスカラ〉

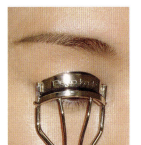

❶ビューラーで睫毛をカールする．睫毛を根元からはさんで，軽く立ち上げるようにしたら，ビューラーを中間部分，毛先と動かしていき，自然な上向きにする．

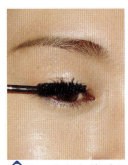

❷カールした睫毛の根元から毛先に向かって，下側から持ち上げるように黒のマスカラをつける．

Step 9 リップ
―輪郭を整え，口角が上がった唇に―

　リップメイクをする際に心がけたいことは，リップラインをきちんと描くことと，口角が上がって見えること．若々しく，清潔に見えるのは，輪郭がきちんと整い，ボリュームがあってみずみずしい唇．口角が上がっていると好印象を与える．口角まできちんとリップラインがつながっていないとだらしなく見えてしまうので，塗り終えたあとにチェックすることも大切である．

リップの基本手順

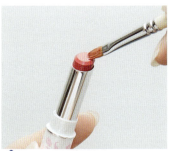

❶こしのある平筆のリップブラシにたっぷり口紅を取り，筆を平らな状態にならす．

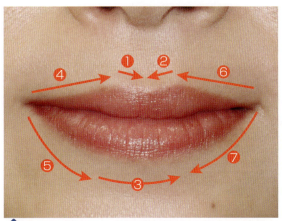

❷唇を軽く閉じて，順番（写真参照）どおり丁寧に輪郭をとってから，内側を塗りつぶす．

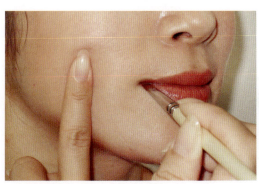

Point
口角を描くときは，指で口角を持ち上げるようにして押さえながら，平筆を口角に差し込み，筆を半回転させるように描く．

Ⅲ 【実践編】さぁリハビリメイクを始めよう！

完　成

　シミやそばかす，赤みがカバーされ，肌に自然な血色と透明感が出た．また，目力も生まれ目尻や頬の位置が引き上がり，フェイスラインも引き締まった．求心的な顔になったので顔に立体感が出て，若くはつらつと元気そうな印象を与えている．

After

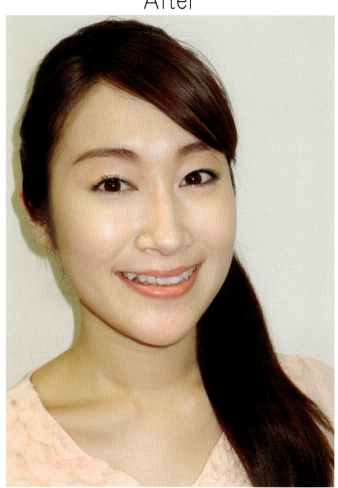

Before

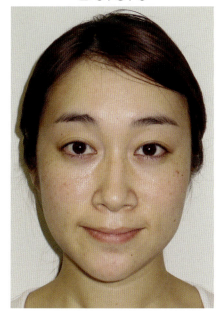

メイク前後の比較

Before　　　　　　　　　　　　　　　　After

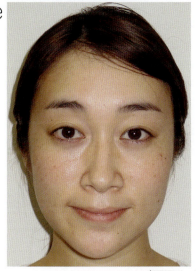
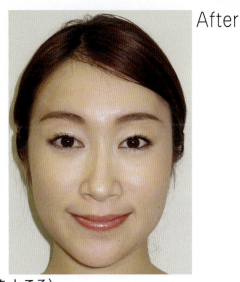

〈正面から見たところ〉

細かく散らばるシミやそばかす，赤み，目の下のクマが解消され，健康的な印象になった．

Before　　　After　　　　Before　　　After

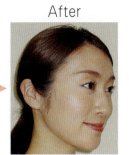
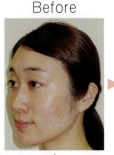
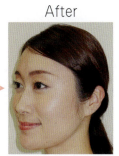

〈斜め45°から見たところ〉

頬の位置が上がり，ハリとボリュームが出ている．顔に奥行が出て，鼻筋も通って見える．

Before　　　After　　　　Before　　　After

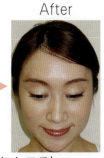
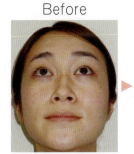
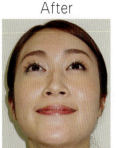

〈上から見たところ〉　　　　　〈下から見たところ〉

顔に立体感が生まれ，全体が引きあがって見える．口や目元のもたつきもなくなり，すっきりとした顔立ちになった．

目尻や頬の位置が高くなり，下向きのラインが目立たなくなった．

Ⅲ【実践編】さぁリハビリメイクを始めよう！　完成

化粧直し法

基本の化粧直し

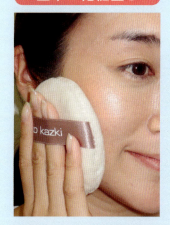

　化粧くずれしにくいのがリハビリメイクの特徴だが，夕方になり，顔に疲れが出てきた際は，朝使ったスポンジとパフを使い化粧直しをする．まず，スポンジのきれいな面を使い血流マッサージ(P.26参照)をしてむくみやたるみなどをすっきりとさせる．その後，ファンデーションのついた面で，くずれてしまったところやCゾーンを整え，フェイスパウダーをはたく．

目の錯覚を利用した化粧直し

　絵画では，顔に陰影をつけるときに紫色を使うことがある．ここからヒントを得た「かづきの影」は，目の錯覚を利用して顔の印象を変えることができる．赤紫色のラインをチーク(P.38参照)の入れ方同様に上がったラインに入れることで加齢により下がってきた下向きラインを目立たなくし，頬の位置を上げ，顔を立体的に見せる．この効果を利用し夕方の疲れ顔を見違えるほど元気な顔にリセットする．

効果
- 顔を立体的に見せる
- 目の下のたるみを目立たなくする
- 頬の位置を上げる

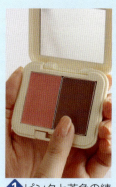

① ピンクと茶色の練り状のファンデーションを少しずつ指で取り，手のひらで軽く混ぜ合わせ赤紫色を作る．

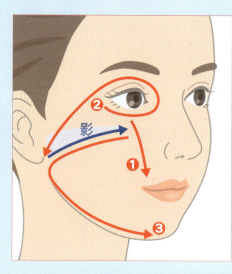

② 顎関節部を起点に，目の下のたるみに向かって図のように影のラインを入れたら，二等辺三角形になるように上へぼかす．薄目を開け，赤紫色のラインがうっすら入っていることを確認し，朝使ったファンデーションのついたスポンジで①〜③の矢印の方向にすべらせ整える．仕上げに影のラインに沿ってチークを入れ，ツヤを出す．

化粧医学 —リハビリメイクの心理と実践—

IV

【疾患編】
疾患別リハビリメイク

【疾患編】疾患別リハビリメイク

総論 〈皮膚疾患〉
顔面にみられる炎症性皮膚疾患
―メイクアップ指導の重要性を含めて―

檜垣　祐子

はじめに

　リハビリメイクとは外見上の悩みをもつ人の社会復帰を支援するメイクアップである．その対象となる皮膚科領域の疾患は幅広く，母斑，血管腫などの先天性疾患，色素性病変，瘢痕のほか，膠原病やにきび，アトピー性皮膚炎のような炎症性皮膚疾患も含まれる．

　炎症性皮膚疾患については，かつてメイクアップは原疾患を悪化させるという理由で，しないことが望ましいとされてきた．しかしながら近年，アトピー性皮膚炎，痤瘡などについて，適切なメイクアップを行うことで患者のQOLが改善することが示されつつある[1)～3)]．症状や病態に配慮したメイクアップであれば，原疾患を悪化させることもなく，むしろquality of life (QOL) の改善が心身相関により皮疹をも改善させる可能性が推察されている．

　メイクアップは当事者（患者）の外見に直接働きかけることにより，そのボディイメージを変化させることが可能であり，このことがQOLの改善に関与すると推察される．

　ここでは，アトピー性皮膚炎とにきびを取り上げ，疾患の概要および心理社会的問題についてメイクアップ指導の観点から述べる．

アトピー性皮膚炎

　アトピー性皮膚炎は一般に乳幼児期に発症し，慢性，再発性に湿疹病変を繰り返す疾患である．多くの患者は思春期前に軽快するが，思春期以降も持ち越し成人期に至る例も少なくない．

　成人のアトピー性皮膚炎の場合，特に女性では社会生活を送るうえでメイクアップは切実な問題である．患者は実際に自分で化粧をしていながらも，化粧品の選び方やメイクアップの仕方について悩んでいるものも少なくない．上出らはアトピー性皮膚炎患者について化粧に関するアンケート調査を行った結果，アト

ピー性皮膚炎の患者は他の湿疹患者と比較して，基礎化粧品を使用している割合が低いこと，ポイントメイクについては差がないことなどを報告した[4]．そして，アトピー性皮膚炎患者も化粧への強い願望を抱いているため，皮膚科医がその安全性を確認し，患者が安心して使用できる化粧品が求められていることを強調している．

アトピー性皮膚炎患者の皮膚の生理学的特徴は，乾燥しバリア機能が低下していることである[5]．このアトピー皮膚（atopic dry skin）を基盤として湿疹病変を生じるが，ステロイド外用療法を中心とした薬物療法は，まずこの湿疹病変を軽快に導き，コントロールすることにある．一見湿疹病変がないようにみえても，アトピー性皮膚炎患者の皮膚のバリア機能は低下しているため，不用意な化粧品の使用は皮疹の悪化を招きかねない．

アトピー性皮膚炎の場合，皮疹のコントロールが第一であることは言うまでもない．しかし，症状が安定している場合には，安心して使用できる化粧品を選択すること，過度の洗顔に注意し，メイク前に保湿を十分行うことなど，化粧品の適切な使用法を指導していくことが，患者支援の方法の1つとして有用であると考えられ，患者のQOL改善に結びつく可能性が示唆される．このようなメイクアップの効果を確実にするためには，同時にメイクアップに関連する患者の不安や悩みについて，共感的な態度で対応することも大切である．

にきび（痤瘡）

にきびは思春期以降の男女にみられるありふれた皮膚疾患ではあるが，にきびの罹患率や重症度には人種差があることが知られており，日本人に比較すると，白色人種のほうが罹患率は高く重症例が多い[6]．つまり日本人においては，にきびは比較的軽症例が多いと言える．

しかしながら，にきびは顔面に生じやすいことから外見上の問題が複雑に関わり，患者の心理面には大きな影響を与えうる．にきびが好発する中高生の調査では，恥ずかしい，自信が持てない，にきびで嫌な思いをした，という例も少なくない[7]．また，成人女性にとっても心理的要因との関連が深い．

女性外来に受診するにきびの症例のうち，皮膚心身症としての特徴を示す例も10％程度あり，仕事の負荷や人間関係などの日常的なストレスが悪化因子となっている[8]．また，にきびがQOLに与える影響に関してみると，軽症のにきびであっても感情面でのQOLへの影響が大きいことが特徴の1つである[9]．このことは，診療の現場での経験と合致しよく理解できる．

海外からの報告では，年齢が高い女性患者ほど抑うつを合併する傾向があることや，成人例の44％に不安症を，18％に抑うつを合併していたとの報告もあ

る[10)11)]．このようにありふれた疾患であっても，にきびの持つ心理社会的問題は深刻であり，この点に配慮して対応することが大切である．

さて，にきびをその病態から考えてみると，大きく2段階に分けられる．第一段階は毛孔の閉塞による面皰の形成で，第二段階として炎症が惹起され，丘疹，膿疱などの炎症性皮疹が主体となる．我が国においても最近になってアダパレンや過酸化ベンゾイルといった，にきびに用いられる外用薬の種類が増え，治療の選択の幅が広がるとともに，積極的かつ効果的ににきびの治療を行うことができるようになった．日本皮膚科学会による尋常性痤瘡治療ガイドラインには各々の推奨度が記載されており，主たる皮疹が面皰であるか炎症性皮疹であるかによって治療の方針は異なる[12)]．

にきびとメイクアップに関しては，従来，皮疹の悪化を招く可能性があることから禁止する傾向が強かったが，近年，痤瘡患者のQOLはむしろメイクアップにより向上すること，十分な配慮により皮疹の悪化を防ぐことも可能であることが示されてきている[2)3)]．皮膚の状態に合わせて柔軟に対応し，適切な化粧指導を行うことが今日の皮膚科医に求められているのではないかと思う．

炎症性皮膚疾患とリハビリメイク

前述したように，アトピー性皮膚炎やにきびのような炎症性皮膚疾患であっても，顔面の皮疹が十分コントロールされている状態であれば，適切なメイクを実施することで，皮疹の悪化を防ぎつつ，患者のQOLが向上する可能性がある．

筆者はかづきれいこ氏らと共同で，軽微な皮疹にコントロールされているアトピー性皮膚炎患者を対象にリハビリメイクを実施し，外見への満足度およびQOLの変動を検討した[1)]．その結果，外見への満足度は大きく改善し，メイク実施3週間後にもメイク前と比較し有意な改善が保たれていた．WHO QOL26で評価したQOLは3週間後に身体的領域に関するスコアが有意に改善した．皮疹が悪化した症例はなかった．

これらの結果から，アトピー性皮膚炎のような炎症性皮膚疾患においても，メイクアップを行うことが患者支援の方法の1つとして有用であることが示唆される．1回の施術体験では自分自身で同じメイクアップを行うほど習熟することは到底できない，という問題点があるものの，施術体験を通じて，容貌，外見の改善が現実に可能であることを認識することで，自分自身が行っているメイクアップに対する不満感や苛立ちが緩和されるものと推察された．

○文 献○

1) 檜垣祐子ほか：アトピー性皮膚炎へのメイクアップ．皮膚臨床．56：1862-1867, 2014.
2) Hayashi, N., et al.：Make-up improves the quality of life of acne patients without aggravating acne eruptions during treatments. Eur J Dermatol. 15：284-287, 2005.
3) 白髭由恵：ざ瘡へのメイクアップ．皮膚臨床．56：1856-1861, 2014.
4) 上出三起子ほか：アンケート調査によるアトピー性皮膚炎患者における化粧の位置づけ．新薬と臨牀．60：1673-1678, 2011.
5) 日本皮膚科学会アトピー性皮膚炎診療ガイドライン作成委員会ほか：アトピー性皮膚炎診療ガイドライン．日皮会誌．119：1515-1534, 2009.
6) 森 悦子ほか：1 ざ瘡の疫学．古江増隆，林 伸和（編）．皮膚科臨床アセット8 変貌するざ瘡マネージメント．2-7, 中山書店, 2012.
7) 林 伸和ほか：ざ瘡に罹患している中高生とその母親を対象とした意識調査．日臨皮会誌．29：528-534, 2012.
8) 堀 仁子ほか：女性医療における皮膚科診療—心身医学的に見た受診患者の特徴について—．日皮会誌．123：25-31, 2013.
9) Hayashi, N., et al.：A cross-sectional analysis of quality of life in Japanese acne patients using the Japanese version of Skindex-16. J Dermatol. 31：971-976, 2004.
10) Uhlenhake, E., et al.：Acne vulgaris and depression. J Cosmet Dermatol. 9：59-63, 2010.
11) Kellet, S.G., et al.：The psychosocial and emotion impact of acne and the effect of treatment with isotretinoin. Br J Dermatol. 140：273-282, 1999.
12) 林 伸和ほか：尋常性痤瘡治療ガイドライン2017．日皮会誌．127：1261-1302, 2017.

【疾患編】疾患別リハビリメイク
実践編 〈皮膚疾患〉

皮膚疾患に対するリハビリメイク Case 1　白斑

かづきれいこ

白斑におけるリハビリメイク

　白斑は色素異常によって部分的に肌色が白くなる疾患で，白斑部分の皮膚と正常皮膚の境目が明瞭である．後天的に発症し，発現部位の予想が難しいため，患者は「白斑が広がるのではないか」という不安を持つことが多い．そのような患者へのメイクは精神的な安定に繋がり，その結果，治療にも前向きに取り組めるようになるため有用である．

　白斑患者のメイクを行う際，メイク後の肌色は白斑部に合わせる．元々の肌色は加齢によるくすみが見られることが多いため，白斑部の色調に合わせることで若々しい印象になり，喜ばれることが多い．

症例の詳細

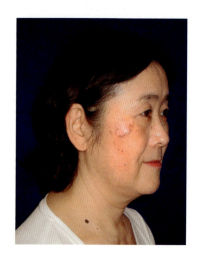

54歳，女性

　半年前に右頬部に突然白斑が発症した．自宅近くの皮膚科では，「命に関わる病気ではない」と治療を勧められず，精神的に落ち込んだ．現在は別院にてナローバンドUVB照射を行っている．自身でメイクでの被覆を試みたが，被覆できなかった．白斑を発症してからは積極的に活動ができない．

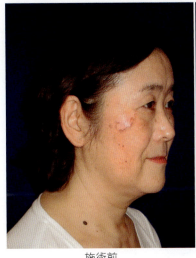
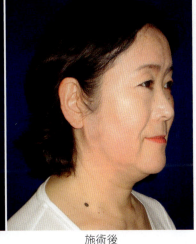

施術前 　　　　　　　　施術後

〈この症例で心がけるポイント〉

　黄色の化粧下地で白斑や散在する老人性色素斑を被覆し，色調を整えた後，患部は被覆力の高いオレンジ，ベージュ，白のパールの練り状ファンデーションを混ぜて塗布する．その際，患部のみを被覆するのではなくCゾーンに塗布することで，患部と正常皮膚の境目を自然に被覆できる．健側のCゾーンも同様に行い，血色のある健康的で自然な顔色に見せる．また，テープを用いて加齢による下垂の軽減も行い，若々しい印象に仕上げる．

〈リハビリメイク後の満足度〉

- 本人のコメント：突然白斑ができリハビリメイクを受ける前にカモフラージュメイクを2か所で受けましたが，厚くなりうまくいきませんでした．そのメイクと違うのか半信半疑でしたが，きれいになりたいと願い，リハビリメイクを受けました．メイク後，以前受けたメイクより，ずっときれいに白斑を隠してくださったのにとても驚きました．自分で本当にこれだけのテクニックで化粧ができるのかわからず，自信もありませんでしたが，数か月経ち，最近は化粧品を使いこなすのがうまくなってきました．治療で白斑も随分良くなり，メイクも楽になってきました．リハビリメイクに出会えて本当に良かったと思っています．
- VAS値：30（施術前）→70（施術直後）→30（3週間後）
- WHO QOL 26

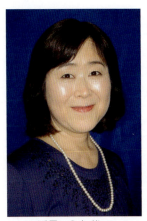

近景：2年後．
メイク体験の後に．

	全体	身体的領域	心理的領域	社会的領域	環境
施術前	2.5	2.9	3.0	3.7	3.6
3週間後	4.0	2.9	2.3	3.3	3.5

Ⅳ 【疾患編】疾患別リハビリメイク
実践編 〈皮膚疾患〉
皮膚疾患に対するリハビリメイク Case 2　尋常性痤瘡

かづきれいこ

尋常性痤瘡におけるリハビリメイク

　尋常性痤瘡は思春期に悪化しやすく，多くの人が一度は罹患した経験をもつ疾患である．他人がわからない程度の皮疹が1個あるだけでもQOLが低下し，外出が億劫になる患者もおり，主観が重要となる．重症化している場合は，治療が最優先となるため，医師からメイクをしてもよいと許可が下りたことを確認したうえで施術を開始する．

　尋常性痤瘡患者は皮脂を除去するために過剰に洗顔を行っていることが多く，それが原因で肌が乾燥してしまい，水分の蒸発を防ぐために皮脂を分泌する，いわゆるインナードライ肌になることがある．化粧水とスクワランオイルを用いたふき取り洗顔は肌の正常化を促すために有用であるため積極的に提案する．

　患部に凹部がある場合，完全に改善することは難しいが，耳前部付近にテープを挙上するように貼付し，凹部が引き上げられて目立たなくなるように試みる．

　患部は赤みが強いが，黄色のファンデーションを用いると被覆は容易である．ファンデーションの塗布後はフェイスパウダーを十分に塗布しさらさらに仕上げると，尋常性痤瘡特有の肌のべたつきがなくなり，不快感が軽減する．

症例の詳細

　24歳，女性
　中学生の頃，両頬部に尋常性痤瘡を発症し，凹状の瘢痕が形成された．同級生に指摘されたことからトラウマになり，マスクをしないと外出できない．レーザー治療を受けたが，改善しなかった．

〈この症例で心がけるポイント〉

　過度の洗顔を行っていたためふきとり洗顔（P.24参照）を提案する．さらに毛穴が目立たない透明感のある肌に見せるため，角質除去剤を用いて余分な角質の除去を行う．皮膚を挙上するように耳前部，耳後部，こめかみにテープを貼付し，肌にハリを持たせ，凹状の瘢痕と開いた毛穴を改善したように見せる．

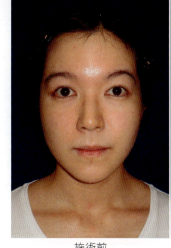 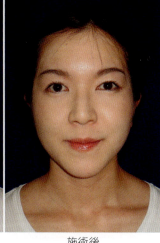

施術前　　　　　　　　　施術後

　患部は他者から見ると赤みが少なく，ほとんどが黄色の化粧下地で被覆できると予想される．顔全体にファンデーションは塗布せず，化粧下地で被覆できなかった患部のみに薄く重ねるように塗布する．本症例のように若い患者の場合は，厚塗りよりも薄づきで自然なメイクを好むことが多く，その点を考慮しメイクを行う．リハビリメイクでは強い印象の残る有彩色は使用せず，健康的で元気な印象に見えるポイントメイクを行う．リハビリメイク後，患者の好みの色や流行のメイク法を取り入れたポイントメイクを自ら行うように促すことで，さらに外観に自信がつき，これは一種の行動療法に繋がる可能性が高い．本患者は，マスク・帽子をつけて来訪したが，メイク後それらを外した状態で帰り，1度のメイクでも行動が変化したことがわかる．

〈リハビリメイク後の満足度〉

- **本人のコメント**：クレーター肌と凹凸を上手にカバーできる方法が発見できたらいいと期待を持って伺いました．今までのメイクは自己流で，スキンケアやマッサージの方法もメイクをしていただいたときに初めて知ることができました．朝メイクをするときは肌の凹凸を1つずつ埋めていく作業を繰り返していて，時間をたくさん無駄にしてしまっていたのですが，リハビリメイクはそれより簡単でずっときれいに仕上がっていたので，とてもびっくりしました．
　メイク体験後は，お風呂に入るときに必ず顔のマッサージをして，1週間に1回は必ず角質を落とし，メイク方法を改善してみたら，日に日に凹凸が浅くなっていくように思えました．
- VAS値：20（施術前）→100（施術直後）→80（3週間後）
- WHO QOL 26

	全体	身体的領域	心理的領域	社会的領域	環境
施術前	3.0	2.9	2.2	1.7	3.3
3週間後	2.5	3.7	2.8	3.0	3.6

【疾患編】疾患別リハビリメイク
実践編　〈皮膚疾患〉
皮膚疾患に対するリハビリメイク
Case 3　精神疾患とアトピー性皮膚炎

かづきれいこ

アトピー性皮膚炎におけるリハビリメイク

　アトピー性皮膚炎患者は，色素沈着や乾燥などによる皮膚の変化により，QOLが低下するにも関わらず，以前はメイクで疾患を悪化させると言われていた．近年では適切なメイクであれば疾患を悪化させることなくQOLを向上させることができ，それが精神的な回復につながり，原疾患の症状をも改善させる可能性が期待されている．

　アトピー性皮膚炎は軽快と増悪を繰り返すため，メイクをしてもよい状態かどうかを医師に確認したうえで施術を行う必要がある．皮膚は過度の洗顔により乾燥し，肌質が固くなっていることが多く，肌に負担が少ないスクワランオイルと化粧水を用いて，ふきとり洗顔による保湿を行う．皮膚は赤みを帯びているが，黄色のファンデーションで被覆が可能だ．色素沈着が見られる場合は黄色のファンデーションのみだと白く見えることがあるため，明度の低いベージュのファンデーションを混ぜ，色調を調整して塗布する．メイク落としの際に肌に負担がかからないように，パール剤を多く含む商材は避けたほうが好ましい．

症例の詳細

　39歳，女性

　4歳時より全身にアトピー性皮膚炎の症状が出始め，ステロイド外用薬による治療を開始した．31歳時に効果がなくなったと感じ外用薬の塗布を止めたところ，離脱症状が出て，体部に包帯を巻いて仕事をしていた．その後，脱ステロイド治療を行い，現在はメイクをしても問題ないまでに改善した．精神科にも通院中である．

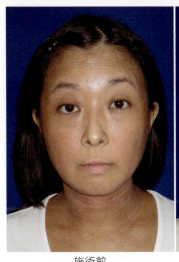
施術前

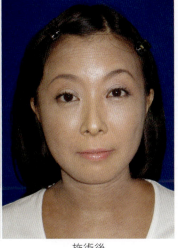
施術後

〈この症例で心がけるポイント〉

　皮膚の乾燥と色素沈着を改善するためにふきとり洗顔を行い，十分な保湿を行う．顔だけでなく首も同様に保湿すると，肌に透明感が出て顔全体が明るく見える．化粧下地は顔と首に塗布し，色調のムラが目立つ部分に黄色とベージュを混ぜ合わせたファンデーションを塗布する．その後，フェイスパウダーをしっかり塗布し，さらさらに仕上げるとべたつく不快な皮膚感覚がなくなり，QOLは向上する．外的刺激が直接肌に接触することが少なくなり，発症の予防も期待できる．

〈リハビリメイク後の満足度〉

- **本人のコメント**：プロにメイクをしてもらえたら，自分も普通の人のような外見になれるのではないかと期待した．メイクで変化していくことがとても嬉しく，これなら人と目を合わせて話せるかもと思った．しっかりレッスンを受けなければメイク体験の時のような仕上がりにはできないが，メイクをしようとする最初のきっかけができたと思う．

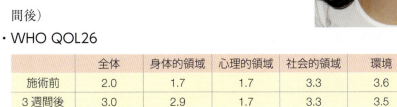

- VAS値：30（施術前）→85（施術直後）→56（3週間後）
- WHO QOL26

	全体	身体的領域	心理的領域	社会的領域	環境
施術前	2.0	1.7	1.7	3.3	3.6
3週間後	3.0	2.9	1.7	3.3	3.5

【疾患編】疾患別リハビリメイク
総論 〈あ ざ〉
あざの治療

青木　律

　母斑，血管腫などの先天性の皮膚の色素性病変を総称し，一般的に「あざ」と表現する．あざには太田母斑／異所性蒙古斑（青あざ），単純性色素斑（赤あざ），扁平母斑（茶あざ），色素性母斑（黒あざ）などの種類がある．色素性母斑を除いてこれらのあざは色素選択的なレーザーによる治療が可能である．

　あざの治療に使われる色素選択的なレーザーは主に2種類である．1つは太田母斑，異所性蒙古斑，扁平母斑などに含まれるメラニンを標的としたQスイッチレーザーである．QスイッチレーザーにはさらにQスイッチルビーレーザー，Qスイッチアレキサンドライトレーザー，QスイッチYAGレーザーなどの種類があるが，これらの母斑に対して健康保険の適応があるのはルビーレーザーとアレキサンドライトレーザーの2つである．また単純性血管腫に対してはヘモグロビンを標的とする色素レーザーを使用する．

　これらのレーザーは特定の色素，例えば太田母斑であればメラニン，単純性血管腫であればヘモグロビンという色素に特異的に吸収され，吸収された光エネルギーが熱エネルギーに変換され，色素を熱破壊する．そして結果的にあざの治療が可能となる．

　レーザーはなるべく早期から照射することが望ましいが，その理由は3つある．

　第1の理由は，レーザーは光を皮膚表面から照射し，皮膚の色素を破壊する．そのためまだ皮膚が厚くない乳幼児期から治療を開始するほうが治療効果が高いということである．

　第2の理由は，あざは体の成長に応じて拡大するため，成人してからは治療範囲が大きくなるからである．

　第3の理由は，社会的な理由である．あざに対してレーザー照射を行うと，紫斑や痂皮形成を伴う（図1）．このため，成人してしまうと社会生活を行いながら治療を行うことが困難になる．幼児期であればガーゼやテープで患部を被覆しながら通園，通学してもさほど問題にならず，また夏休みなどの長期休暇を利用して治療することも可能であるが，成人ではあざの治療のためにわざわざ休暇を取ることが困難な場合が多いからである．

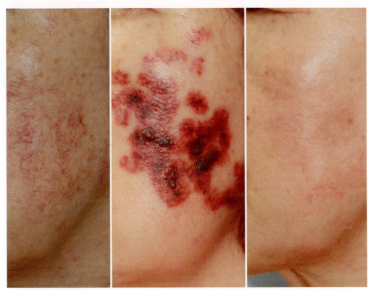

図1 54歳，女性．左頰の毛細血管拡張症に対して色素レーザー（Φ7 mm，3 msec，12 J/cm^2）を照射した
a：照射前
b：照射翌日
c：照射後2週間目の状態

　しかしながらあざに対するレーザー治療が確立されたのは1990年代以降であり，特に保険適応が認められ治療が一般化したのは2000年代以降である．また赤あざに対して効率的な治療が行えるようになったのは2010年代に現行の色素レーザー（Vビーム）に厚生労働省が承認を与えてからである．したがって幼少期に十分な治療を行えないまま成人になってしまった症例は多い．
　従来成人の露出部（顔など）に対するレーザー治療はダウンタイムが原因でなかなか行えないことも多かった．しかしながら極薄テープであるかづき・デザインテープを用いることによりこれらの症例でも，社会生活を送りながら治療が可能になった．
　かづき・デザインテープをレーザー照射部位に貼付することの利点は3つある．1つ目は上述のようにレーザー照射による紫斑や痂皮をテープの上からメイクすることによって被覆が可能であることである．痂皮は通常の皮膚と質感が異なるためファンデーションをうまく乗せることができない．しかしかづき・デザインテープを貼付してからであれば極めてきれいにファンデーションの塗布が可能であり，かづき・デザインテープは非常に薄いので貼付部位と，非貼付部位との境界がほとんど視認できない．またレーザー照射部位に直接メイクを施した場合，メイク落としによる擦過でびらんを形成してしまうリスクがある．そのためにもテープによる被覆は有用である．

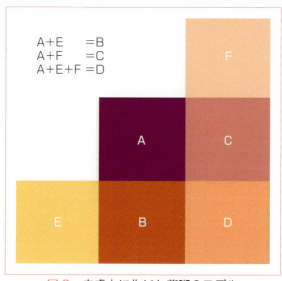

図2 皮膚上に生じた紫斑のモデル

　2つ目はかづき・デザインテープの創傷被覆材としての役割である．このテープは薬事法上の医療材料には含まれず通常のガーゼを留めるテープと同じ雑品に属する．サイトカインをそこに留め，創傷治癒を促進するという直接の効果は確認されていない．しかしながら自己組織による被覆材ともいうべき痂皮をはがさない状態に維持できるという意味からは創傷被覆材（閉鎖湿潤療法材）と同様の効果が期待できる．

　3つ目は抗紫外線効果である．レーザー照射を行うと皮膚には炎症が起こる．これは創傷治癒にとっては必須の過程であるが，炎症が消褪した後にその部位に色素沈着を残すことが多い．通常レーザーは健康保険上の理由からも3か月おきに照射を行うことが多いが，炎症後色素沈着を起こしていると照射を行えないこともある．そのためにはなるべく炎症後色素沈着を起こさないようにする必要がある．そのためには照射期間中の紫外線被曝を最小限にする必要がある．前述のようにレーザー照射直後は照射部位に直接メイクすると，メイク落としの段階で表皮に損傷をきたしてしまう可能性がある．これは日焼け止め（サンスクリーン剤）でも同じである．かづき・デザインテープは透明であるが紫外線透過を90％以上阻止する効果がある．このテープの上にさらに紫外線散乱剤などが含まれたファンデーションを塗布することによって紫外線被曝を回避することができる．

　さて治療部位にかづき・デザインテープを貼付したうえでリハビリメイクを施行するわけであるが，レーザー照射後に生じる紫斑や痂皮を目立たないようにするためには黄色のファンデーションが有用である．詳細なテクニックは別稿に譲るが，色彩心理学的には赤みの成分を含んだ皮膚病変を目立たなくするには，特に本邦人の場合，黄色いベースファンデーションを使用すると効果が高い[1]．図2

では紫斑を想定した紫色（A）の上に黄色いファンデーションEを塗布したものがBである．さらにその上にカバーリングファンデーションであるFを塗布したものがDである．黄色いファンデーションEを塗布しないで直接カバーリングファンデーションFを塗布したCをDと比較すると，Dのほうがより自然な肌色に近くなっていることがわかる．

　以上の理由で現在成人のあざのレーザー治療ではかづき・デザインテープおよびリハビリメイクが欠かせない存在になっている．

○ 参考文献 ○

1) 青木　律：錯覚を利用したメイクアップ．百束比古（監），青木　律ほか（編），リハビリメイク―見えてくる，メイクアップセラピーという選択肢―．103-106，克誠堂出版，2016．

Ⅳ 【疾患編】疾患別リハビリメイク

実践編 〈あ ざ〉
あざに対するリハビリメイク
Case 1　太田母斑

かづきれいこ

太田母斑におけるリハビリメイク

　先天性の太田母斑は青みを帯びたあざで，患者は生まれたときからあざのある顔しか見たことがなく，精神的に受け入れている患者が多い．一方で，患者の両親との関係や思春期・青年期の交友関係などの影響を受け，悩む患者も存在する．患部は治療により改善することが多いが，長期の時間を必要とする場合もあり，リハビリメイクはその間のフォローとしても有用である．

　明度の低い青色の患部には被覆力の高いファンデーションが必要で，緑みの黄色，ベージュ，オレンジと複数のファンデーションを混ぜる．これは，明度の低い青，紫，黒色は他の色と異なり，オレンジのファンデーションを足すことで被覆力が高くなるからだ．一度に塗布すると濃く見えてしまい患者のQOLが低下するため，自然に被覆できるよう少量ずつ重ねて塗布する．母斑が左右のどちらかのみにある場合でも同じファンデーションを用い，患側と健側で塗布量を変えることで対応できるため，自然に仕上がり，患者の経済的，時間的負担も少ない．

症例の詳細

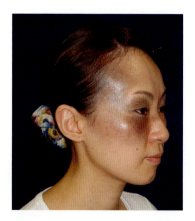

　35歳，女性
　右頬部から眼瞼周囲の先天性の太田母斑．目に近いことから両親が治療に消極的で，治療は行っていない．自身でメイクを行っていたが，加齢とともにうまく被覆できなくなった．仕事で子どもと接する際に指摘され，対応に困ることがある．

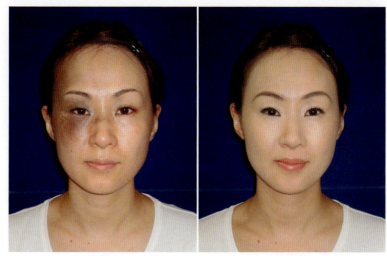

施術前　　　　　　　　　　施術後

〈この症例で心がけるポイント〉

　患者より「以前は被覆できていたが，最近被覆が難しくなった」との訴えがあったことから，患部の被覆のみでなく若々しい印象に仕上げることにも注力する．
　緑みの黄色の化粧下地を顔全体に塗布した後，黄色，オレンジ，ベージュで色みを調整したファンデーションを化粧下地では被覆できない箇所を中心に薄く重ねるように塗布する．施術中に左右差の改善も希望されたため，右瞼上のみに三角形のテープを貼付し，右眉を1〜2mm高い位置に描いた．

〈リハビリメイク後の満足度〉

- **本人のコメント**：画期的なメイク方法を期待してきました．テープを使用することに驚きましたが，魔法のような方法ではなく意外と普通のメイクだと思いました．行動に大きな変化はありませんでしたが，工夫することでうまくカバーできるかもと感じました．

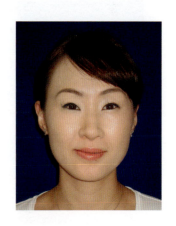

- **VAS値**：20（施術前）→70（施術直後）→60（3週間後）
- **WHO QOL 26**

	全体	身体的領域	心理的領域	社会的領域	環境
施術前	3.5	3.4	3.5	3.7	3.6
3週間後	4.0	4.3	3.2	3.7	3.4

【疾患編】疾患別リハビリメイク

実践編 〈あ ざ〉

あざに対する リハビリメイク Case 2 扁平母斑

かづきれいこ

扁平母斑におけるリハビリメイク

　先天性の扁平母斑は凹凸のない茶褐色の母斑で，黄色のファンデーションで容易に被覆できる．遅発性扁平母斑でベッカー母斑のように有毛性の場合は，剃毛した後にメイクを行う．いずれも患部が広範囲の際は，メイクを行うことが精神的負担にならないよう短時間で効果のある商材を選択する．

症例の詳細

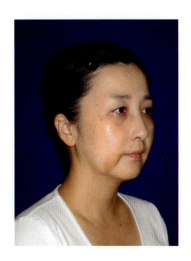

　42歳，女性
　先天性の扁平母斑．幼少期より指摘されることがあり，レーザー照射など様々な治療を行ったが，効果は少なく消えなかった．自身でメイクを行っているが，うまく被覆できない．

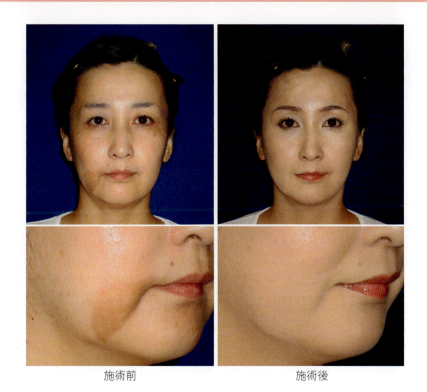

| 施術前 | 施術後 |

〈この症例で心がけるポイント〉

　治療が功を奏さなかったことから最終手段の方法としてメイクを選択していると考えられる．頬部の下垂により患部と正常皮膚の境界に影が生じより目立って見えるため，耳前部に貼付したテープで皮膚を挙上し目立たなくさせる．その後，化粧下地，ファンデーションを顔全体に塗布した後，患部はオレンジとベージュの練り状ファンデーションを用いて被覆する．目元や眉は個性を引き出し立体的に見えるようにメイクを行い，視線が患部から顔の中心に移動するよう試みた．

〈リハビリメイク後の満足度〉

- **本人のコメント**：今までレーザーなどのその時代の最先端の治療を行いましたが消えることがなく，メイクでどうにかならないかと思っていました．メイクを受けている間はどんどん変わっていくのが楽しみでした．仕上がりを見て，自分でやるとどうしても不自然になってしまうのですが，とても自然な仕上がりで悩んでいたのがバカバカしくなりました．日々，教えていただいたことを思い出しながら，化粧を楽しんでいます．
- VAS 値：25（施術前）→100（施術直後）→回答なし（3 週間後）
- WHO QOL 26

	全体	身体的領域	心理的領域	社会的領域	環境
施術前	3.5	3.9	3.7	4.0	4.3
3 週間後	回答なし				

【疾患編】疾患別リハビリメイク
総論 〈熱傷〉
熱傷・熱傷後瘢痕の治療

小川　令

はじめに

　熱傷は外観に著しい問題を残すことが多い．顔面や手足など，露出部位に熱傷を生じた場合，精神面に著しい障害を生じ，社会生活への復帰が困難となる場合もある．真皮に到達する熱傷では，適切な初期治療や，熱傷で生じた瘢痕に対する治療を行っても，完全に元の皮膚に回復させるのは今の医療技術では困難である．そのような場合，リハビリメイクが有用である場合が多い．リハビリメイクによって患者が熱傷瘢痕を受容できるようになり，患者側の希望で中断していた瘢痕治療が進むことも経験する．

熱傷の深度と瘢痕形成

　熱傷の初期治療は深達度や受傷面積によって異なる．日焼けなど，発赤だけの熱傷はⅠ度熱傷である．炎症後色素沈着を生じるが，時間が経過することにより色素沈着が薄くなっていき瘢痕を残すことはない．水疱が生じる真皮浅層までの浅Ⅱ度熱傷では著明な瘢痕を残すことは少ないが，真皮深層まで熱による障害が起こる深Ⅱ度熱傷では面積が小さいものを除いて手術治療を要することが多く，肥厚性瘢痕を生じやがて瘢痕拘縮や目立つ瘢痕の原因となる．脂肪層まで到達する皮膚全層の深い熱傷は，火炎による熱傷の場合が多いが，手術治療を要し，目立つ瘢痕となるのは避けられない．表皮が熱傷潰瘍部位を被覆するまでの初期治療の間はリハビリメイクの適応はない．しかし，ひとたび表皮形成が完成すれば，肥厚性瘢痕の治療中であったとしてもリハビリメイクを併用することが可能である．

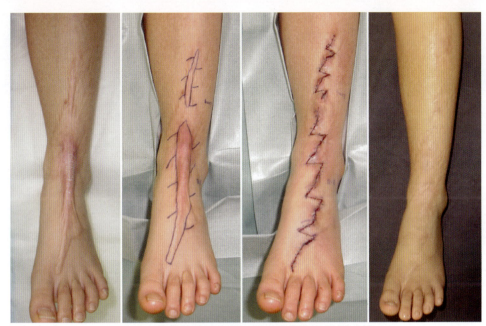

|a|b|c|d|　図1　熱傷後瘢痕拘縮に対する複数のZ形成術

足関節部に受傷した熱傷から，肥厚性瘢痕を生じ瘢痕拘縮をきたした．線状瘢痕であったため，全切除し，複数のZ形成術を施行した．術後1年半で炎症も消失し成熟瘢痕となった．

　　a：術前
　　b：Z形成術のデザイン
　　c：術直後
　　d：術後1年半

熱傷・熱傷後瘢痕の代表的な治療

1. 手術

1）瘢痕拘縮形成手術

　Z形成術やW形成術といった拘縮を解除する手術が行われることがある．主として線状瘢痕の場合に，瘢痕を全切除しジグザグに縫合することによって拘縮を分断する（図1）．

2）植皮術

　熱傷・熱傷後瘢痕における植皮術は，創を閉鎖する目的の一次再建としての植皮術，機能的・美容的改善を求めた二次再建としての植皮術がある．一次再建では，早期閉鎖を目的とするため分層植皮術（図2）が，二次再建では，より健常皮膚に近い皮膚を再建するために全層植皮術が行われることが多い（図3）．術後2～3週間もすれば皮膚は完全生着し，リハビリメイクを施行できる状態となる．

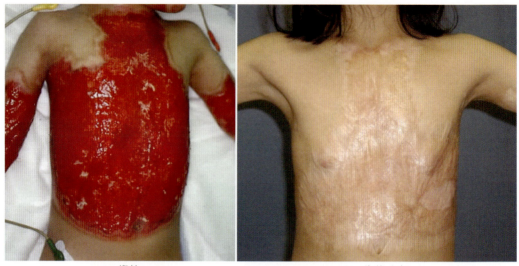

a. 術前　　　　　　　　　　　　　　　　　b. 術後4年

図2　熱傷に対する分層植皮術

前胸部の広範な熱傷潰瘍に対して，分層植皮術を施行した．分層植皮術はドナーの犠牲が全層植皮術に比べて少ないが，表面の光沢や色素沈着，柔軟さなど術後の瘢痕の質は劣る．

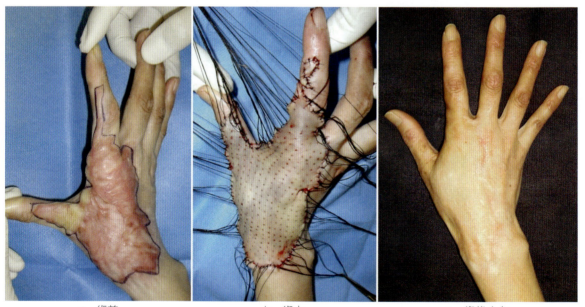

a. 術前　　　　　　　　　　　b. 術中　　　　　　　　　　　c. 術後1年

図3　熱傷後肥厚性瘢痕に対する全層植皮術

手背の肥厚性瘢痕および瘢痕拘縮に対して鼠径から採取した全層植皮で再建した症例．分層植皮術に比べて質感は優れている．

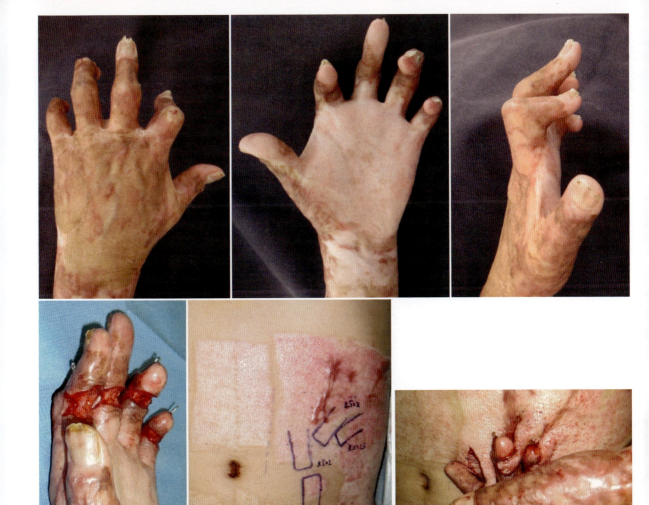

a	
b	c

図4 手指熱傷後瘢痕拘縮に対する遠隔皮弁術
指関節など可動部位における深い熱傷では，植皮をしても十分な拘縮解除効果が得られない場合がある．そのような場合は，腹部の遠隔皮弁で再建することも可能である．
　a：術前
　b：術中
　c：術直後

3）皮弁術

　熱傷潰瘍でも，腱や骨などが露出しているような深い創の場合，また肘や腋窩や頸部など関節可動部にある場合，植皮よりも伸展性に優れた皮弁を用いることで，より機能的・整容的に優れた再建を行うことができる[1]（図4）．

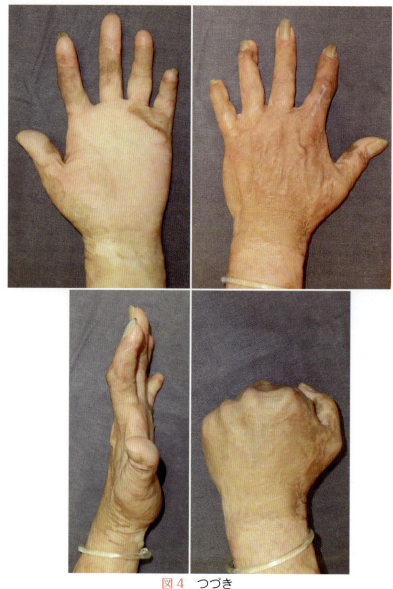

図4 つづき
d:術後3年

2.保存的治療
1)外用薬

　上皮化した後も,局所で炎症が持続すると肥厚性瘢痕やケロイドと呼ばれる状態となる.このような場合には,副腎皮質ホルモン剤の軟膏やクリーム,テープ/プラスターが使用される(図5).炎症が軽減すると,瘢痕の隆起が改善し,リハビリメイクでカバーしやすくなる.隆起が改善すれば瘢痕自体の赤さは時間とともに軽減していく.この期間はリハビリメイクのよい適応である.

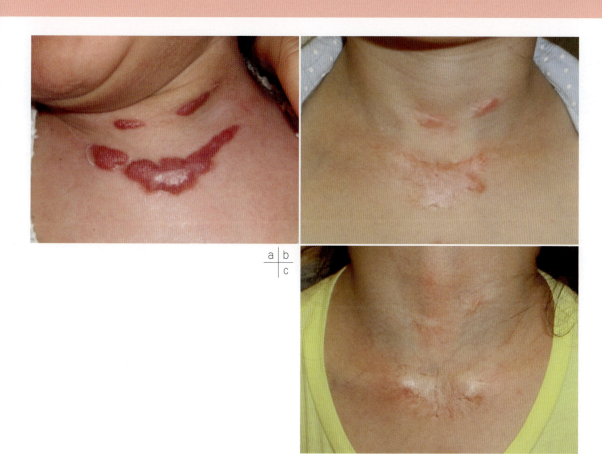

図5 熱傷後肥厚性瘢痕に対する副腎皮質ホルモンテープ剤による治療

頚部の熱傷後肥厚性瘢痕に毎日フルドロキシコルチドテープを貼付した．肥厚性瘢痕の炎症は軽減し，治療開始後2年で成熟瘢痕となった．
　a：治療前
　b：治療後1年半
　c：治療後2年

2) 色素沈着治療薬

　色素沈着を治療する目的では，ハイドロキノン製剤やトレチノイン製剤の外用が用いられる（図6）．まだ炎症が残存する瘢痕に紫外線があたると，色素沈着を生じるため，日頃より紫外線拡散剤や紫外線吸収剤を含む日焼け止めクリームや，日焼け止めの効能を有するファンデーションなどの化粧品を使用する．脂質代謝に関与するビタミン B_2・B_6 やメラニン生成抑制に働くとされるアスコルビン酸（ビタミンC）や抗炎症作用を有するトラネキサム酸（トランサミン）の内服は色素沈着防止には一定の効果があると考えられる．色素沈着の治療中はリハビリメイクのよい適応である．

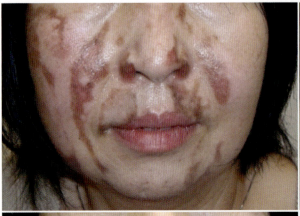
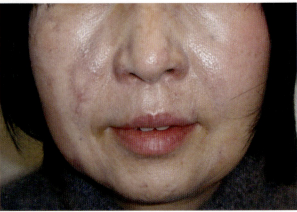
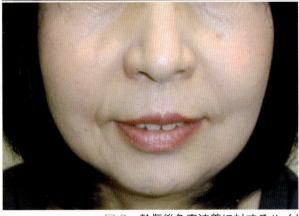

図6　熱傷後色素沈着に対するハイドロキノンとトレチノインによる治療
熱傷後の色素沈着に対しては，ハイドロキノンとトレチノインを1日1回塗布する．接触皮膚炎に注意しながら継続する．症例は治療開始後1年で通常のメイクで隠せる程度まで回復した．
　a：治療前
　b：治療後半年
　c：治療後1年

3）安静・圧迫・固定

　肥厚性瘢痕やケロイドは炎症であり，周囲の皮膚が引っ張られたり，ひっかいたりという刺激で悪化する．よって，シリコーンテープやジェルシート，また包帯などで固定することは大切である．またガーメントなどで圧迫することも，局所の血管を虚脱させ，局所で炎症が減弱すると考えられており，一定の効果がある．

4）レーザー治療

　まだ炎症がある熱傷瘢痕には，色素レーザーよりも深く真皮網状層まで到達するNd：YAGレーザーが用いられる[2]．また炎症が消失し，凹凸を有する成熟瘢痕に対してはフラクショナルレーザーが使用される．フラクショナルレーザーのダウンタイムを除き，レーザー治療中でもリハビリメイクが施行可能である．

まとめ

　熱傷・熱傷後瘢痕の治療には，種々のものがあるが，症例ごとに最適な治療法を選択して行う．特に，顔や手など露出部に醜形を残した場合は，患者の精神面に深い傷を残すこととなる[3]．その際に，随時リハビリメイクを併用することにより，患者の精神面が改善し，治療中でも外出することができるようになり，精神面・肉体面両面から好循環を生むと考えられる．

文　献

1) 小川　令，百束比古：【露出部深達性熱傷・後遺症の手術適応と治療法】顔面・頚部の薄い皮弁による再建の最新知見．PEPARS．94：17-23，2014．
2) 小川　令：【形成外科領域でのレーザー】瘢痕のレーザー治療．日レーザー医会誌．36：63-67，2015．
3) 小川　令：【美容外科・抗加齢医療―基本から最先端まで―】〈形成美容外科〉　傷跡，瘢痕・ケロイドの美容外科．PEPARS．99：169-175，2015．

【疾患編】疾患別リハビリメイク
実践編 〈熱傷〉
熱傷後瘢痕に対するリハビリメイク

かづきれいこ

熱傷後瘢痕におけるリハビリメイク

　熱傷後の皮膚は皮溝が浅く，乾燥していることが多いため，十分に保湿を行ったうえでメイクを行う．普段から十分な保湿を行うことで皮膚の再生が促され肌質が柔らかくなり，色素沈着が改善することもある．

　熱傷後瘢痕は皮膚変色を伴う瘢痕，皮膚の凹凸を伴う瘢痕，それら両方を伴う瘢痕が存在する．皮膚変色はファンデーションで被覆でき，凹凸に対してはテープの貼付，両方を伴う場合はテープで凹凸を軽減した後にファンデーションでの被覆を提案する．

　熱傷後瘢痕患者に受傷した経緯を聞くことは重要である．受傷時期・年齢や受傷時の様子，原因が自分なのか他者なのか，受傷後の治療の有無などによって受容度が大きく異なるからだ．受傷による精神的な苦痛が大きい場合は患部をどんなにきれいに被覆しても，根本的な問題が解決されないため受容することが困難である．その際は精神科医や臨床心理士と協力し，長期にわたる心理的なサポートが必要になる．

症例の詳細

21歳，女性

　8歳時に湯をかぶり，背部，左右の前腕と上腕を受傷．受傷後すぐに背部のみスキンバンクから移植手術を行った．その後，機能改善のために10歳時，12歳時に一部の皮膚移植を行った．服で隠せない右前腕の瘢痕の被覆を希望している．

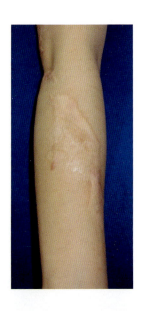

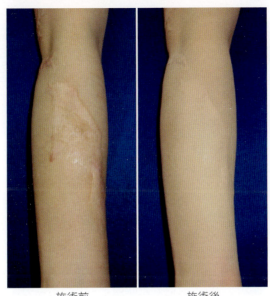

施術前　　　　　　施術後

〈この症例で心がけるポイント〉

　患部は乾燥していたため，十分に保湿を行う．凹凸が確認されるが広範囲の患部に対しては効果が低いと考えられるため，テープ貼付は不要と判断する．不均一な色調に対してはファンデーションで被覆を行う．このとき，手の平で容易に広範囲に伸ばすことができ，かつ被覆力が高いファンデーションを選択し，時間的負担を軽減する．その後フェイスパウダーを塗布し，水で洗い流し，肌の密着をよくすることで汗や水で崩れないように仕上げる．なお，患部のみでなく前腕全体や反対側の前腕にもメイクすると，自然な仕上がりになるだけでなく，メイクをしている違和感や後ろめたさも軽減できる．患部のメイクで使用した商材は体部専用でなく顔にも使用でき，特別ではないということを伝え，安心感を与えることも重要である．本患者は親子関係が良好だったため，施術後の講習時には母親を同席させ，一緒に施術方法を学んだ．

〈リハビリメイク後の満足度〉

- **本人のコメント**：全く違ってびっくりしました．うまくメイクができるようになりたいです．
- **VAS 値**：10（施術前）→80（施術直後）→回答なし（3 週間後）
- **WHO QOL26**

	全体	身体的領域	心理的領域	社会的領域	環境
施術前	3.0	3.0	2.5	3.3	3.4
3 週間後	回答なし				

【疾患編】疾患別リハビリメイク

総論 〈挫創〉
挫創，切創の治療

江口　智明

はじめに

　挫創，切創は日常生活で多く遭遇する外傷の1つである．「創」の字は，皮膚や粘膜などの一部が開放性に離断した状態を示し，治療ではいかに創を閉鎖するかが基本となる．治療にあたっては，創の部位，深さ，大きさ，組織の欠損や損傷・汚染の程度，合併損傷，全身的重症度および併存基礎疾患（糖尿病，腎不全，免疫不全状態など）などを考慮して行う．

急性創傷の種類

　創傷は受傷の原因，受傷時の創部の状態によって分類され，主なものとして，切創，擦過傷，裂挫創，刺創，咬傷などに分けられる[1]．また形成外科診療ガイドラインでは，「切創，裂創，擦過創，刺創，異物（汚染のない創）」，「挫滅創・汚染創」，「皮膚欠損創，剥奪創」，「切断創」，「動物咬傷」に分けてガイドラインが作成されている[2]．切創とはいわゆる「切りキズ」のことで，刃物やガラス片，金属片など鋭利なものによる損傷で，一般的に創縁の損傷は軽度であるため縫合処置により早期の治癒が期待できる．一方，挫滅創は鈍的外力により圧挫されて生じる開放性の損傷であり，創部周囲組織の損傷があるため治癒に時間がかかるとともに治癒後の瘢痕も目立つ．しかし実際には様々な創の状態が混合しており，創の状態を十分に評価して治療にあたる必要がある．

挫創，切創の治療

1. 創の評価

　神経，血管，腱，また顔面では涙小管，耳下腺管など皮下に存在する臓器の損傷の有無を確認し，それぞれに適切な処置を行う必要がある（図1）．挫創では組織に強い外力が加わっているため，上記に加えて骨折の評価も必要である．また

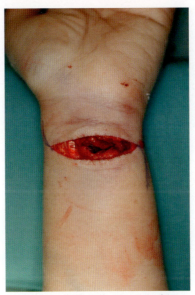

図1　自傷行為による切創
神経，腱の断裂も認められる．

異物の混入についても確認を要する(図2-b)．

2. 初期治療の実際

1) 洗　浄

　創周囲の血液や異物を十分に落とし，水道水や生理食塩水などで創を洗浄する．砂，泥，油などが付着，混入している場合にはブラッシングにより除去するが，その場合には局所麻酔をする．創部の汚染を伴っている場合は感染の危険性も高く，初期治療での十分な洗浄と抗生物質の投与が重要である．

2) 処置の準備（消毒，麻酔，止血）

　消毒に使用する薬剤には多くの種類があるが，筆者は基本的に非アルコール性のもので，イソジン液のような色のついていないものを好んで用いている．アルコール性のものでは粘膜や結膜が障害され，創面に使用すると痛みがあること，アルコール使用が禁忌の患者も意外と多いこと，また色がついていると血流や皮膚損傷の評価がしにくいためである．剃毛は行わず，頭部や陰部などで毛髪が処置の支障になる場合にはハサミで短く切る．局所麻酔の後，創処置となる．止血は，体表のものでは直接圧迫止血とし，動脈や大きな静脈は結紮止血とする．

3) 創閉鎖

　死腔を残さないようにすることが重要である．死腔が生じると血腫や感染の原因となる．深い創では皮下組織を縫い寄せ，それでも死腔が生じそうな場合にはドレーンを留置する．縫合は，汚染のない創であれば吸収性モノフィラメント糸を用い真皮縫合を行う．皮膚はナイロンのモノフィラメント糸による縫合やテー

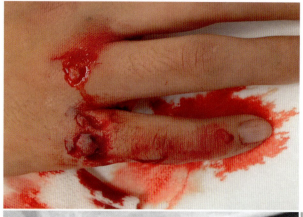
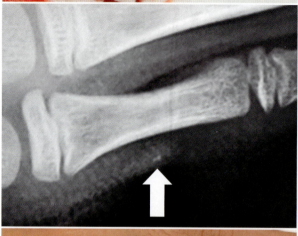
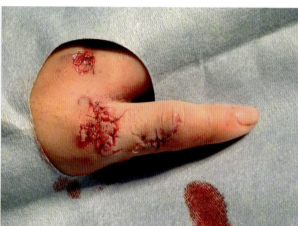
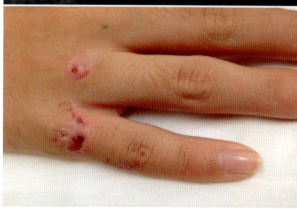
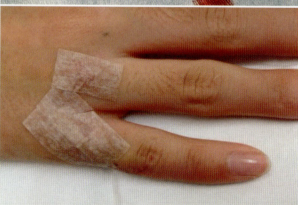

図2　ガラスによる切創の治療

a：右手の切創
b：X線では創内に異物（ガラス片）を認める（矢印）．
c：異物を取り除いたのち，ナイロン糸で縫合
d：2週間目に抜糸した．
e：瘢痕の赤さが引くのを目安にテープで保護する．

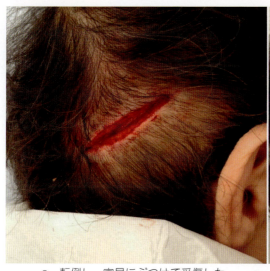
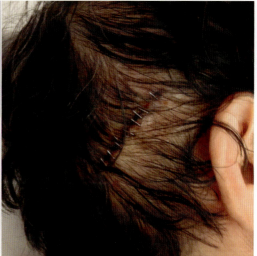

a. 転倒し，家具にぶつけて受傷した．　　b. 頭部はステプラーで閉創する．

図3　頭部挫創の治療

プによる固定をする（図2-c）．小児ではDermabond®を用いることもある[3]．指，手掌，足底，眼瞼では皮下の糸が不快となるため真皮縫合はしない．口腔内や鼻腔内粘膜，結膜では吸収糸の撚糸（バイクリル®など）を用いている．また頭皮では毛根の損傷を防止するためにスキンステプラーを使用する（図3-b）．

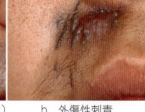

a. 縫合糸瘢痕（suture mark）　　b. 外傷性刺青

図4　顔面挫創後のsuture markと外傷性刺青

4）後処置

閉創処置後の創は血腫および創部腫脹の予防に圧迫固定をする．抜糸は通常1週間目に行う．手足で真皮縫合を行っていない部位では荷重，緊張がかかるため2週間目に抜糸を行う（図2-d）．一次閉鎖した創縁の抗張力は通常の皮膚に較べるとまだ十分ではなく，1か月間は強い外力が加わらないよう指導する．抜糸後の創には数か月のテープ保護を行う（図2-e）[4]．テープ保護の終了は，瘢痕の赤さが消退する時期を目安とする．また瘢痕組織が十分に成熟し，瘢痕の硬さがとれるまでには1年以上を要することもある．

3. 変形治癒，瘢痕および瘢痕拘縮

創面の処置，縫合を行った後の変形として，自由縁（瞼，口唇，耳介，鼻孔縁など）のズレや縫合糸瘢痕（suture mark），外傷性の刺青がある（図4）．縫合糸瘢痕は，縫合の際の糸の緊張が強すぎるために起こるものであり，真皮縫合を用い，

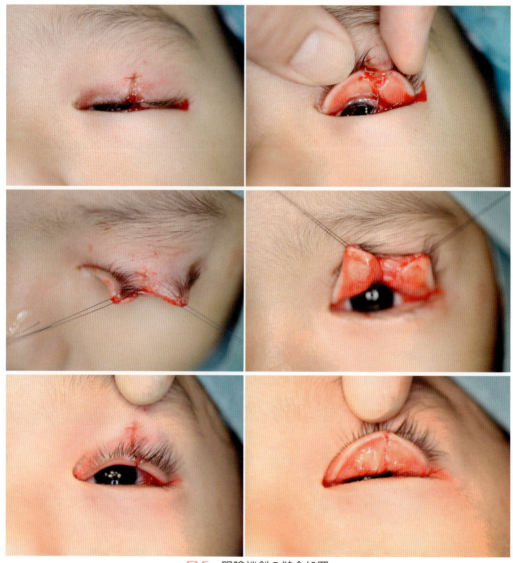

図5　眼瞼挫創の縫合処置

a：眼瞼全層の挫創
b：瞼縁，瞼板などのランドマークを確認しながら修復する．
c：縫合後

皮膚縫合には細い糸で過度の緊張をかけないようにして予防する．外傷性刺青は異物が残存しているために起こるもので，ブラッシングでも異物が組織に埋入して除去が困難な場合には必要最小限の組織とともに切除する[5]．自由縁の縫合の際には組織のランドマークをよく確認して創縁を合わせるようにする（図5）．また切創では斜めに入った創を弁状創といい，U字もしくはV字状の創となる．治癒後に弁状部分が収縮，隆起した変形（trap door deformity）となる．瘢痕組織によるひきつれや陥没変形（図6），肥厚性瘢痕（図7）なども時にみられる．これら

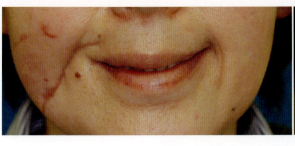
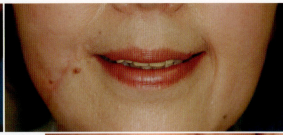
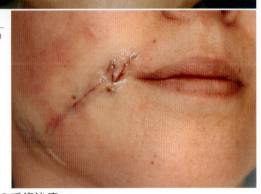

図6　顔面挫創後瘢痕の手術治療
a：転倒して受傷．治療後の変形
　表情筋と瘢痕が癒着し，陥没変形となっている．
b：修正手術
　表情筋との癒着を剥離し，鼻唇溝にはZ形成術を用いた．
c：術後

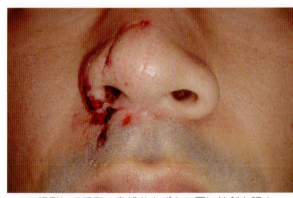
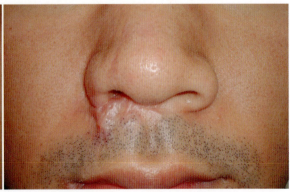

a．転倒して受傷．鼻部および上口唇に挫創を認め，軟膏治療により保存的に治療した．

b．受傷後3か月．上口唇から鼻翼基部にかけて肥厚性瘢痕となった．

図7　顔面挫創後の肥厚性瘢痕

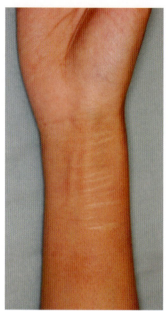

図8 自傷行為による切創の瘢痕
瘢痕としては「キレイ」だが，なくしたいと
希望することがある．

の瘢痕に対しては，手術治療やステロイド投与などが行われる[6]．

4. 治療後にリハビリメイクに求め得ること

　軟部組織の外傷(創傷)では，出血が治まり創の処置が必要なくなれば，「診断書」では「治癒」とみなされるが，形成外科では瘢痕が成熟し整容的にも落ち着くところまではフォローしている．しかし上述したように，瘢痕が成熟するには長い期間が必要である．その間はテープ保護を行うことが一般的だが，露出部ではテープを貼ることに拒否感を持つ患者もある．また治癒後の瘢痕をなくすことはできないが，どんなに「キレイ」な瘢痕であってもなくしたい，隠したいという場合もある(図8)．これらについてはリハビリメイクという選択肢があることは患者にとって有益である．

○文　献○

1) 日本形成外科学会 HP (http://www.jsprs.or.jp/general/disease/trauma/)
2) 第Ⅰ編　急性創傷診療ガイドライン．日本形成外科学会/日本創傷外科学会/日本頭蓋顎顔面外科学会(編)．形成外科診療ガイドライン2　急性創傷/瘢痕ケロイド．4-60，金原出版，2015．
3) 山本直人：【顔面の軟部組織損傷治療のコツ】小児・女性の顔面軟部組織損傷治療のコツ．PEPARS．90：16-21，2014．
4) Atkinson, J. A., et al.：A randomized, controlled trial to determine the efficacy of

paper tape in preventing hypertrophic scar formation in surgical incisions that traverse langer's skin tension lines. Plast Reconstr Surg. 116：1648-1656, 2005.
5) 南　和彦ほか：【日常診療に役立つ形成外科基本手技のコツ】擦過傷, 挫創, 弁状創に対する処置の基本. 形成外科. 47：S23-27, 2004.
6) 第Ⅲ編　ケロイド・肥厚性瘢痕診療ガイドライン. 日本形成外科学会/日本創傷外科学会/日本頭蓋顎顔面外科学会(編). 形成外科診療ガイドライン2　急性創傷/瘢痕ケロイド. 124-169, 金原出版, 2015.

【疾患編】疾患別リハビリメイク

実践編 〈挫　創〉

挫創に対するリハビリメイク
Case 1　挫創後瘢痕

かづきれいこ

挫創におけるリハビリメイク

　挫創治療後の瘢痕は皮膚変色や凹凸を伴う．変色に対してはファンデーションで被覆し，凹凸に対してはテープ貼付による軽減を試みる．テープは患部の凹凸部に直接貼付する場合と患部にハリを持たせるように貼付する場合があるが，凹凸の程度によっては被覆が難しいこともある．特にケロイドや肥厚性瘢痕のような厚みのある瘢痕の場合，凸部を完全になくすことはできないため，「傷がなかったときの肌に戻る」と患者が過度に期待することを避けるために，事前に完全な被覆は難しいことを説明する必要がある．また，テープ貼付後にファンデーションを塗布した状態と，テープを貼付せずにファンデーションを塗布した状態の両方の仕上がりを見せ，患者がどちらを好むかを聞き，最終的に仕上げる．色調の被覆のみで高い満足度を得られることも多い．

　挫創治療後の瘢痕においても，他項の熱傷後瘢痕と同様に受傷の経緯を聞く必要があり，特に自傷行為による瘢痕の場合は注意が必要である．他者から見て明らかに自傷行為とわかっても本人から自傷したとは話さない患者や，他者から見えない程度の瘢痕であっても非常に気にする患者なども存在するが，否定せずに傾聴する．その際，患者の健康度を判断するために，受傷したとき（傷つけたとき）に痛みを感じたかどうかを聞くこともある．レベンクロンによる分類では，自傷行為は痛みを感じる非解離性と，痛みを感じない解離性に分類される．非解離性は，傷つけることで他者の注目を集め，苦痛を知らせるという二次的な利益を求めるため，患部を露出させることが多い．解離性は解離状態のときに無意識に行い，自分でコントロールできず，人目につかない場所で行うことが多い．健康度は低いと考えられ危険な状態である．リストカットを行った原因を聞き取ることは重要で，他者から見てわかる外的な事象でな

表1　レベンクロンによる自傷行為の分類
（岡野憲一郎：リストカット：ボーダーラインか解離性か？　心の科学 127：76-83，2006. より）

非解離性自傷症	解離性自傷症
目的は痛みを得ること	目的は感覚麻痺
他者との感情と深く関係して起きる	自己完結的である
全体的な健康度は高い	健康度は低い
露出的となる	露出傾向は少ない

く，自身の問題であることが多い．顔に悩みを持つ患者も多く，メイクで印象を変えると QOL は向上するが，一時的な改善の可能性が高く，継続できるよう促すことが重要だ．メイクのみで心理的フォローが難しい場合は，精神科医や臨床心理士による治療を勧める．

症例の詳細

47 歳，女性

不注意により電柱にぶつかり，前額部を受傷．多量の出血があったと感じたが病院には行かず，絆創膏を貼布し止血した．1 か月経ち自然治癒後，自身でメイクしたが被覆が難しく，隠すために前髪を作ることも検討している．

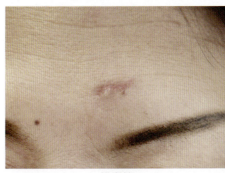 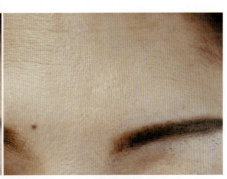

施術前　　　　　　　　　　　　施術後

〈この症例で心がけるポイント〉

　本患者は多忙で長期間を要する治療は拒むが，患部を被覆することは強く望んでおり，短時間で施術できるリハビリメイクは非常に有効である可能性が高い．

　わずかな凹凸は患部よりも少し大きめのテープを貼付すると目立たなくなり，上から黄色のファンデーションを塗布すると，赤みも容易に被覆が可能である．

　リハビリメイク体験時にはすべてのプロセスを行い仕上げるが，最終的な提案の際は患者の優先度の高い悩みが改善可能な商材から順に提案し，施術の習得を促す．

〈リハビリメイク後の満足度〉

・本人のコメント：傷口が落ちつき，赤みが気になり受講しました．短時間でメイクが終わり，全くわからなくなったのでとても嬉しいです．メイクでカバーできなければ髪型を変えることも考えていましたが，必要なさそうで安心しました．受講後，テープとイエローのファンデーションを使用していましたが，数週間経ち，凹凸が減ったように感じたので今はファンデーションだけで満足しています．

・VAS 値：20（施術前）→100（施術直後）→90（3 週間後）

【疾患編】疾患別リハビリメイク

実践編 〈挫　創〉

挫創に対するリハビリメイク
Case 2　外傷痕とアンチエイジング

かづきれいこ

外傷痕とアンチエイジングにおけるリハビリメイク

　陥凹した外傷痕を訴える患者の中に,「以前は気にならなかったが,最近になって気になるようになった」と訴える者は多い.皮膚は加齢とともに弾力がなくなり下垂するが,外傷痕は硬く突っ張っており,正常皮膚とは異なる加齢変化を辿ると筆者は考える.そのために,正常皮膚と患部の皮膚の質感に差が生じること,下垂の見られる正常皮膚とそれよりも下垂の少ない瘢痕部との間に影が生じることで以前よりも目立つと感じるのだ.この場合,テープを瘢痕部に貼付するのではなく,患部付近から外側方向に引っ張りながら貼付することで下垂が軽減され,患部も改善されたように錯覚する.また,同時にテープ貼付はアンチエイジング効果も期待できる.患者からの申し出はなくても,きっかけが外傷痕であっただけで,本来の悩みは加齢変化であることが多く,テープ貼付が満足度の向上に与える影響は大きい.その後,患者の肌状態に合わせ老人性色素斑の被覆,くすみの改善などを行い,若々しい印象に仕上げる.

症例の詳細

　57歳,女性

　3歳時に転倒し,右頬部を受傷した.人と話す時や仕事での接客中に右側からの他者の視線が気になる.20代の頃は気にならなかったが,40代以降から目立つようになった.

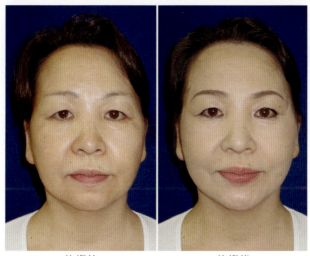

施術前　　　　　　　　施術後

〈この症例で心がけるポイント〉

　40代以降に気になるようになったとの訴えから，頬部の下垂により目立つようになった患部のみでなく，加齢による悩みも持つと推察される．

　瘢痕の凹みを完全に改善することは難しいが，マッサージと耳前部に挙上するように貼付したテープにより，頬部をすっきりとした印象に見せると，患部は目立たなくなる．さらに前額部や眉毛上部にもテープを貼付し，下垂した眼瞼を引き上げ，若々しい印象にすることで，患者の満足度はさらに向上する．色調の差はほとんど見られなかったため，基本のファンデーションを塗布した後，ポイントメイクを行い，健康的な印象の眉に仕上げた．視線が患部から目元や眉などに移動することで，高い満足度が得られた症例である．

〈リハビリメイク後の満足度〉

- **本人のコメント**：顔の傷跡がメイクで目立たなくなればいいと思い，メイクを受けました．スタッフの方に自分の悩みを話していたら，気持ちが楽になりました．私は今まで傷跡を隠すために，傷をファンデーションで隠すことばかりしていましたが，テープでリフトアップすると傷のたるみをカバーできることがわかりました．メイク後は顔の表情が明るくなって，若返ったように感じ，こんなに変化することに驚きました．メイク体験から数か月経ち，今でもマッサージは続けています．以前より生き生きし，気にしていた傷跡もあまり気にならなくなりました．
- VAS値：20（施術前）→100（施術直後）→80（3週間後）
- WHO QOL26

	全体	身体的領域	心理的領域	社会的領域	環境
施術前	3.0	3.6	3.0	3.0	3.0
3週間後	3.5	3.6	2.7	3.0	3.0

Ⅳ 【疾患編】疾患別リハビリメイク
総論 〈口唇裂〉
口唇裂の治療

古郷　幹彦

口唇裂の治療

　口唇裂は裂型により口唇裂，口唇顎裂，唇顎口蓋裂に分けられる．口唇裂と口蓋裂を合わせた総称を口唇裂・口蓋裂という．さて口唇裂は両側性，片側性（右側・左側）（図1）に分けられ，その程度により完全唇裂，不完全唇裂，痕跡唇裂（図2）に分類される．口唇裂の治療は通常，生下時より成人までスケジュールに基づいて完成されることが多い．つまり時期に応じて初回手術ののち小児期に修正術，顎裂部骨移植術，成長後に顎の変形に対する骨切術，口唇外鼻修正術が行われる．

1．片側性口唇裂

　生下時の口唇裂の形態は片側性の場合，通常鼻背・鼻中隔の変異があり，それに伴って大鼻翼軟骨の変形が目立つ．結果として鼻柱の健側偏位，患側鼻翼の下

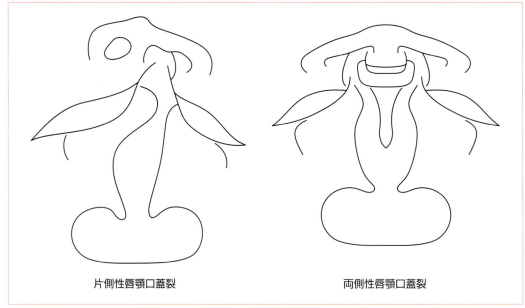

図1　口唇裂典型例

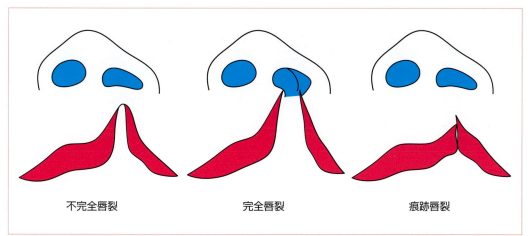

図2　片側唇裂裂型

不完全唇裂　　　完全唇裂　　　痕跡唇裂

垂が起こる．裂の結果として口唇および口輪筋の断裂がみられることになる（図3）．

　最近口唇裂の初回手術は生後2〜6か月で行う．唇顎口蓋裂の場合は術前治療として，Hotz床やP-NAM床を用いた術前顎誘導により裂幅を縮小させてから口唇形成術を行うことも少なくない．手術ではキューピッド弓に注目しながら，赤唇・白唇の連動性を持たせ，外鼻の変形を

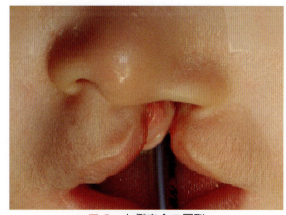

図3　左側完全口唇裂

修正し，口唇を完成させる．そのため様々な方法が検討されてきた．典型的なものはMillard法（rotation advance method）とTennison法（三角弁法）である．多くはこれらの欠点を修正するため図4のような変法が用いられることが多い．骨に対する処置は初回手術の段階では通常行わない．

　初回手術が終了しても顎裂が存在すると，鼻中隔の偏位，大鼻翼軟骨の変形が軽度ではあっても再発することが多い．したがって以後の診療計画として歯科矯正治療を含めた治療計画が必要となる．口蓋裂が存在する場合は口蓋裂の手術が必要で，言語発達の関係から2歳までに終了する．その後，顎裂部二次骨移植術のうえ，口唇外鼻の修正を成長に合わせて行うことが多い．形態的には骨格の左右対称性が確保されると美しい形態の口唇が得られる．

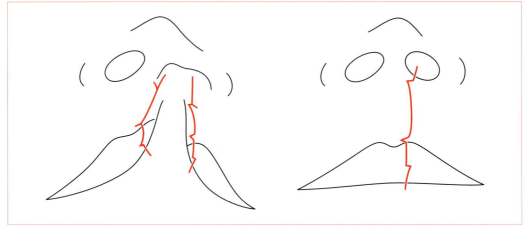

図4

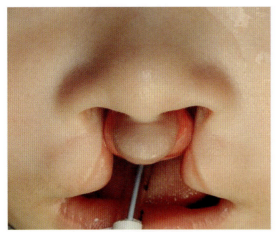

図5 両側性口唇裂

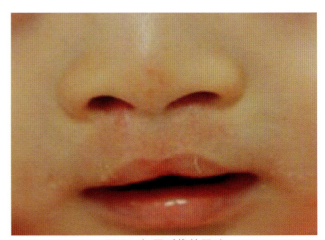

図6 初回手術終了時

2. 両側性口唇裂

　両側性の場合，上顎前歯部が萌出する中間顎の突出と両側の鼻翼幅が大きく，低鼻が特徴的である(図5)．治療法は片側性と時期的には変わらない．両側の裂を一期的に閉じる場合と二期的に閉じる場合がある．口唇の形態は手術後の口輪筋の連結の状態と，中間顎や歯列の状態に左右される(図6)．外鼻の形態については成長後の外鼻修正(鼻柱の延長)が必要である．初回手術の方法としては最近ではMulliken法あるいはその変法がよく用いられている．両側性においては口唇の形態は中間顎の状態に左右されるため，中間顎の矯正や骨移植が口唇の形態に非常に重要となる．最終的に上口唇の量が下口唇の量に比べて著しく少ないと判断された場合は下口唇からの翻転皮弁(Abbe's flap 移植術など)を用いることにより改善する．

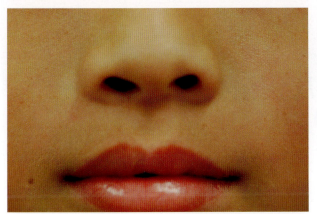

図7 上顎のバランスが取れていて口唇のバランスもよい例

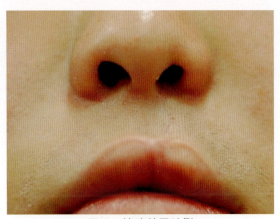

図8 治療終了時例

3. 最終的な口唇形態の決定要素

　口唇裂の術後の口唇の形態は傷，下口唇とのバランス，左右対称性，口唇の突出度で形態的には判断されるが，その形態評価は歯列の審美性，顔全体の表情，本人の個性に大きく左右される（図7）．患者が精神的に安定し，上下前歯部歯列の正中が整い機能的に問題ないことが非常に重要である．左右上下バランスの取れた上顎が美しい口唇の形態を作る．そのため骨切術を必要とすることも多い．口唇だけにクローズアップするのではなく顔全体の表情のバランスが大事となる（図8）．

○文　献○

1) 口腔外科学 第3版．白砂兼光ほか（編）．医歯薬出版，2010．

【疾患編】疾患別リハビリメイク
実践編 〈口唇裂〉
口唇裂の手術後瘢痕に対するリハビリメイク

かづきれいこ

口唇裂の手術後瘢痕におけるリハビリメイク

　口唇裂は先天性の病気で，近年は外科的治療により非常にきれいな形態に修正することができるが，他者が見てもわからないわずかな瘢痕や形態，左右差を気にする患者も多い．

　患部の受容度は親子の関係性が大きく影響する．幼少期に親が親身になって治療を検討する，容姿も含めて子どもの個性を認め，愛情を注ぐなどをされなかった患者が大人になったとき，治療させてくれなかったという親への恨みや虚無感を感じる者もいる．逆に，子どもよりも親が気にして，子どもが希望していないのに患部を隠そうとする，親自身が外観を受け入れられず目をそむけるなどすると子どもはそれを読み取り，他者と異なり気にするべき外観だと強く認識し，気にしている親の顔色を伺うようになってしまう．適切な距離感を保ちつつも，愛情を目に見える形で示すことが重要だと考える．

症例の詳細

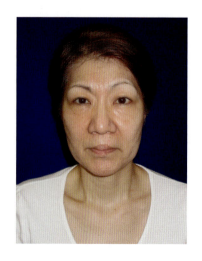

56歳，女性

　口唇口蓋裂．乳児期に手術し，30歳を過ぎてから5回修正術を行ったが，手術後瘢痕が気になり，51歳時にリハビリメイクを受講．その際に再手術を希望していたため，筆者は病院を紹介し，そこで3回手術を行った．今後治療するかは未定．加齢とともに，瘢痕部と健常部の皮膚の質感に差が出るのではないかという不安から，リハビリメイクを再度希望した．

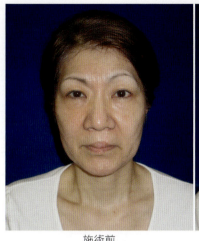 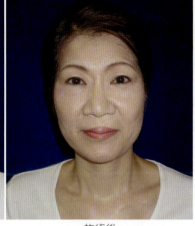

施術前 　　　　　　　　　施術後

〈この症例で心がけるポイント〉

　複数回の手術を受けており，患部へのこだわりがあると考えられるため，このような患者には気になる部分を具体的に聞く．本患者は加齢に対する悩みと上口唇のリップラインの不明瞭さを訴えた．

　患部へは 10×20 mm のテープを貼付し，瘢痕の凹みを被覆するとともに，テープのエンボス加工によりキメを再現することで，患者の訴える質感の差は改善できる．このとき，テープだけでも目立たないことを理解してもらうために，貼付直後に患者に見せ，安心感を得られるように促し，メイクしないときはテープだけでも目立たなくなることを伝えるとよい．また，患部の色調を均一にする目的でファンデーションを塗布するが，皮膚をよく動かす部分であるため，粉黛量の少ない練り状のファンデーションを選択し，よれにくいように配慮する．さらに，人中部分に茶系のシャドーを塗布し，より自然に見せるとよい．耳前部や前額部にテープを挙上するように貼付することで，皮膚の下垂を改善し若々しい印象に仕上げ，今後の加齢への不安解消に努める．

　リップラインの不明瞭さを改善するために，口紅はリップブラシで塗布し，リップライナーペンシルを用いてラインを明確にする．

〈リハビリメイク後の満足度〉

- **本人のコメント**：久々に若くなって昔に戻ったようで，またこのメイクでやっていけると思いました．知り合いに見せてびっくりさせたいです．
- **VAS 値**：35（施術前）→90（施術直後）→回答なし（3 週間後）
- **WHO QOL 26**

	全体	身体的領域	心理的領域	社会的領域	環境
施術前	2.5	3.3	3.0	2.3	3.9
3 週間後	回答なし				

【疾患編】疾患別リハビリメイク

総論 〈婦人科がん〉

婦人科がん治療中の顔貌変化と心理

宇津木久仁子

はじめに

　婦人科がん治療には，手術，化学療法（抗がん剤），放射線治療がある．

　顔貌変化や心理に影響するものとして，1. がんを発症したことによる精神的ストレス（命の不安や，女性性を失うことの不安），2. 化学療法による脱毛や貧血などによる外見の変化，3. がんの進行による顔貌の変化，4. 緩和ケアにおける顔貌の変化などが挙げられる．手術や放射線治療そのものは顔貌に変化をもたらすものではないが，大手術の直後では，出血や低アルブミンによる顔面の浮腫や蒼白感が出現する可能性がある．しかしそれらは一過性の変化である．

1. がんを発症したことによる精神的ストレス

　なぜ，自分ががんに罹患したのだろうか，がんは治るだろうか，あるいは再発しないだろうか，死ぬのではないだろうか，これからどのような治療を受けるのだろうか，辛い治療ではないだろうか，仕事はどうしようか，自分が入院中家族の面倒はどうしようか，と考えると不安になり，表情が暗くなり，笑顔が減ることは想像に難くない．特に神経質な患者や元々精神神経疾患がある患者では，心理的ストレスが表情に現れやすい．また，婦人科がんの場合は，子宮や卵巣などの女性生殖器を摘出するため，女性としての魅力が減少するのではと心配し自信を喪失する患者も多い．いずれの場合も落ち込んだ気分のなかでメイクをすることは，日常を取り戻し今までとなんら変わらない自分を再確認するきっかけとなる．

2. 化学療法による脱毛や貧血

　抗がん剤を投与されると，毛髪のみでなく体全体の脱毛が起こる．顔面では眉毛が抜けたり，睫毛が抜ける．また貧血によって顔色が悪くなりがちである．眉毛や睫毛がないと，人相が変わりぼんやりした顔貌になる．眉毛は眉墨で補うことができ，睫毛もアイラインでカバーすることができる．また顔色の悪さは，ファンデーションやほお紅でカバーすることで，いつもの自分らしく過ごすことができる．抗がん剤による脱毛は投与後2〜3週間で始まり，すべての抗がん剤投

与が終了して3か月後くらいから生え始める．

毛髪は1cm/月くらいの発育であるので，毛髪は治療後1年でベリーショートの髪型程度である．睫毛に関しては，現在睫毛美容液も発売されており，睫毛の発育を促すことができる．

3．がんの進行による顔貌の変化

がんの進行により栄養状態が悪くなり，むくんだり逆に体重が減少して眼窩が陥凹したり，肝臓に転移して黄疸が出現したり，貧血により顔色が悪くなったりする．がんの進行による心理的ストレスも加わるが，さらに抗がん剤による脱毛などが加味されることが多い．この場合もメイクをすることは気分転換やいつもの自分らしさを保つ効果がある．

4．緩和ケアにおける顔貌の変化

緩和ケアの状態では，がん性悪液質に陥り，るいそうを呈することが多い．自分でのスキンケアが難しい状態となってくると，乾燥しやすくなり十分な保湿が必要となる．リップクリームで唇の保湿も有用である．緩和ケア期では，自分で化粧するというより家族や医療者に気分転換としてメイクをしてもらうこととなる．緩和ケア期におけるメイクの役割は，本人が元気であったときの自分を取り戻す時間を持ったり，家族にとっては肉親が以前のように元気そうにみえたり，本人がメイクをしてもらって喜んでいる姿をみることが癒しになる．当院でも緩和ケア病棟でのメイクサービスを行っており好評である．

当院での「帽子クラブ」の役割

「帽子クラブ」はがん患者さんの外見のケアをするために2000年から定期的な活動をしているボランティアの会である．1998年から発想を練り，2000年からは月1回，2005年からは常設のコーナーと週2回の活動をしている．

ここでは，「自分らしく過ごすために」をコンセプトとして，脱毛のケア（ウイッグや帽子），メイクなどを行っている．月1回ネイリストによる爪のケア，さらに月2回はプロによるメイクサービスがある．気分転換や面会前の身だしなみに毎回数名の患者さんが集う（図1）．患者のアンケートには，化粧でこんなに気分がかわるとは思っていなかった，気持ちがすっきりしたなどの感想が多い．また，通常入院中は，メイクを許可しない病院も多いが，それは手術後や救急疾患の場合は顔色や唇の色などが健康状態のバロメーターになるからである．抗がん剤治療などで，繰り返し入退院を繰り返すがん患者にとっては，むしろメイクをしたほうがいつもの自分らしくいることができるし，面会者にも消極的にならずにすむ．たとえば通常メイクをしている人が，メイクなしで同僚に面会されることは，気後れしがちになるからである．

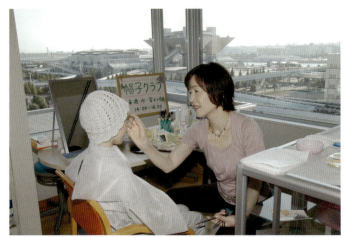

図1　帽子クラブでのメイクサービス

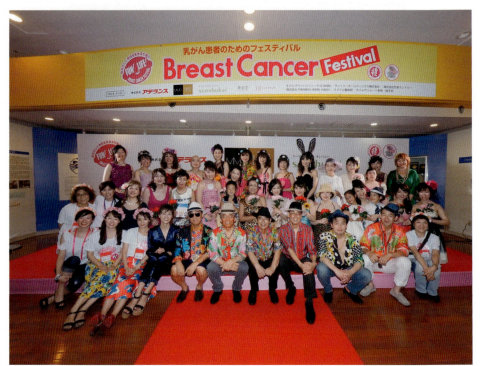

図2　乳がん患者のファッションショー（2016年日本乳癌学会）

　当院では周術期以外はメイクが許可されている．ただし，抗がん剤投与中は他人の化粧の匂いが気になるので，無香料や低香料のものをおすすめしている．
　メイクサービスを受けている最中の患者は，病気のことは忘れて，目を閉じてアイシャドーなどをつけてもらっており，元気なときの化粧の風景と全く変わらない．そして，メイクが終わって鏡をみるときの患者たちは，にっこりと嬉しそうに微笑むのである．患者からいつもの自分に戻る瞬間だろう．医療者やボランティアもそれをみるのがとても楽しみである．

その他の女性のがんとメイクの関わり

　日本でも世界でも，婦人科がん患者以上に乳がん患者数が多い．また婦人科がん患者以上に乳がん患者は美容に関する意識が高い．図2は，2016年に当院の乳腺外科で日本乳癌学会が開催されたときに同時に行われた患者のファッションショーである．患者は衣服のみでなく，髪型，化粧をこらし，自分たちの女性性と生き方をアピールしている．がんになってもいつもと変わりないということ，こんなに素敵なのだと，自分にも周囲にも表現している．このようにがんという，ときに生命を脅かす疾患を罹っても，自分が自分らしくいられるためにメイクというのは重要な意味を持つと考える．

【疾患編】疾患別リハビリメイク

実践編　〈婦人科がん〉

婦人科がん治療中の顔貌変化に対するリハビリメイク

かづきれいこ

 婦人科がん治療中におけるリハビリメイク

　がん治療中の患者は，治療や死への不安，生活への不安はもちろんだが，治療の副作用により外観がどう変化していくのかという不安も生じる．外観の変化として顔のむくみ，色調の変化，髪や眉，睫毛の脱毛が挙げられ，これらは死と直結するものではないため軽視されることもあるが，精神的な負担は非常に大きく，治療への意欲にも影響を及ぼしかねない．患者によってはその変貌した外観により周囲の人に不必要な心配を与えることを嫌がる場合もある．

　リハビリメイクでは，顔のむくみは血流マッサージで改善し，色調の変化はファンデーションによる被覆で，眉の脱毛はアイブロウペンシルで描くことで容易にカバーできる．睫毛はつけ睫毛を使用する場合があるが，市販の物をそのままつけるのではなく，自然に見えるようはさみで毛量や長さを調整してからつけると違和感のない仕上がりになる．髪の脱毛に対しては病院で医療用のかつらを提案され使用していることが多いが，毛髪がわずかに生えてきたときにメイクで外観に自信がつくと，かつらが不要になる患者も多い．なお，がん治療中の患者は匂いに敏感になっていることがあるため，商材の香料にも気を配る．

　施術者は患者に対し病気や治療のことに自ら触れず，外観の悩みを聞くのみで，特別ではない一般の人と同じように接する．病気になり周囲の環境が変化している患者に対し，一般でも使用している化粧品，通常のメイク法を提案することは安心感を与え，QOLの向上につながる．

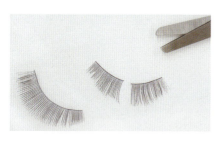

 症例の詳細

　38歳，女性

　37歳時に乳がんと診断され，抗がん剤治療，皮下乳腺全摘出術を行い，その後再建術を施行した．現在はホルモン治療を継続している．抗がん剤治療の副作用

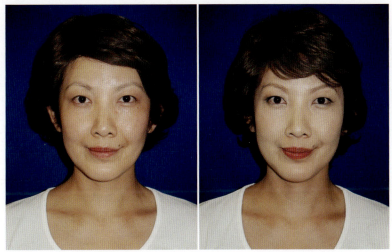

施術前　　　　　　　　　　施術後

による全身の脱毛後,現在は生えてきたが,眉の形が気になる.ホルモン治療の副作用として,シミ,たるみ,肌の乾燥,熱感,発汗などを感じている.

〈この症例で心がけるポイント〉

乾燥を訴えていたので,必要な皮脂を落とさないふきとり洗顔を提案する.むくみやたるみを改善するために血流マッサージを十分に行い,同時に熱感,発汗などの更年期症状が改善する可能性を伝え安心感を与える.肌はほぼ均一の色調だったため,黄色の化粧下地のみで全体を仕上げ,Cゾーンに被覆力の高いベージュ,オレンジ,白のパールの練り状ファンデーションを塗布する.患者から,脱毛後に生えてきた睫毛が以前よりも少なく感じるとの訴えがあったため,つけ睫毛をつけて印象的な目元に仕上げた.

〈リハビリメイク後の満足度〉

- **本人のコメント**:メイクの力を借りて明るい気持ちになりたい,きれいな眉の描き方を習って日常でも実践したいと期待し,メイクを受けました.実際に元気だったときと同じような眉,睫毛に仕上がり,さらにメイクアップしていただきとても嬉しかったです.久しぶりに明るい気持ちになりました.数か月経ち,仕事に就くことができました.生きていることに感謝して楽しい毎日を重ねていきたいです.
- **VAS値**:30(施術前)⇒90(施術直後)⇒70(3週間後)
- **WHO QOL26**

	全体	身体的領域	心理的領域	社会的領域	環境
施術前	3.5	3.1	2.7	3.0	3.6
3週間後	4.0	3.1	3.0	3.3	4.0

【疾患編】疾患別リハビリメイク

総論 〈悪性腫瘍切除後の頭頸部再建〉

頭頸部の悪性腫瘍切除後の再建

元村　尚嗣

　Oncoplastic surgery とは，癌と言えども術後の整容性は保たれるべきであるという概念であり，90 年代末期より乳房温存手術への形成外科医の積極的な関与がヨーロッパの国の一部でみられるようになったのが始まりであると言われている．この概念は，他部位の悪性腫瘍などでも導入されるべき非常に重要な概念であり，特に頭頸部悪性腫瘍では考慮されるべきであると考える[1]．しかし，悪性腫瘍切除後の再建においては，医療従事者のみならず，患者自身でさえも，容貌に対する意識レベルが低く，かつ，その改善に対する動機付けが低い[2]．また，再発の発見が遅れるなどの理由により，患者の精神的苦痛を抑え込んだ再建が行われていることも事実である．しかし，円滑な対人関係には communication skill が必要であり，communication skill において顔面形態およびその表情は立派な機能として扱われる[3]．そのため，満足し得る整容的・機能的（機能美）再建が必要不可欠となるが，あらゆる手術を組み合わせても完全な状態に戻すことは不可能であり，最終的に化粧という手段を用いて"仕上げる"必要も生じる．色調の違いは化粧を施術することで改善が期待できるが，texture の違いは化粧で"仕上げる"ことが困難であることが多い．そのため，我々は色調のみならず，texture をいかに合わせるかを重点的に再建手術を考えてきた．

　再建手術における原則は，"the best tissue is the same tissue" であり，隣接する組織で被覆することが best であるという観点である[4]．これは色調および texture を考慮すれば当然のことであり，特に顔面を含む頭頸部領域はこの原則の最たる部位である．顔面ではその解剖学的特徴から，この原則が当てはまれば整容的・機能的にも満足いく結果が得られる部位である．顔面の解剖学的特徴とは，①顔面筋すなわち表情筋は骨から発生し，皮膚に停止する皮筋であり筋の走行は各層を斜めに横切る，②表情筋は眼，鼻，口，耳の周囲にあり，顔面全体を覆う筋肉ではなく部位によっては筋肉が欠如している，③また顔面には筋膜がない代わりに superficial muscloaponeurotic system（以下，SMAS）という概念があるなどである[5]．したがって，顔面をはじめとする頭頸部再建において，その欠損が小さければ周囲の皮膚を移植する局所皮弁で再建が可能であり最も整容的・機能

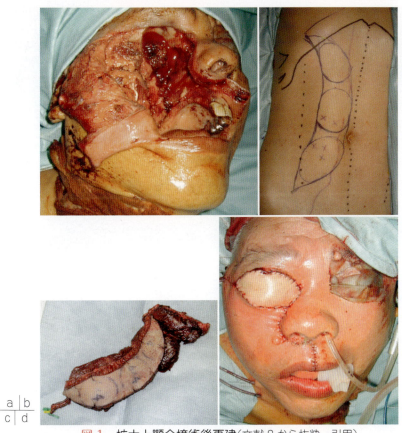

a	b
c	d

図1　拡大上顎全摘術後再建（文献8から抜粋，引用）

68歳，男性．右上顎癌．T4N0M0
肋軟骨付き遊離腹直筋皮弁をまず口蓋閉鎖，鼻腔再建，硬性再建，volumeの維持という立体的・機能的再建に使用する（a～d）．

的に優れた結果となる．その一方で欠損範囲が大きく深い場合では局所皮弁での再建は不可能となり，他部位からの遠隔皮弁となる．しかし，前述のように顔面の解剖学的特徴を持った部位は他にはない．すなわち，数ある遠隔皮弁のなかで，顔面皮膚と color match，texture match ともに良好なものはほとんどない[3]．

頭頸部癌患者のなかで最も quality of life が低い[6]とされている上顎癌術後でも顔面の皮膚は温存されることが多く，整容的には比較的満足いく再建結果が得られるようになった．しかし，拡大上顎全摘術後の再建では顔面の皮膚，特に眼窩部の欠損があり，整容的に満足いく結果を出すためには工夫が必要であった[7][8]．拡大上顎全摘術後の再建においては，遠隔皮弁をまず口蓋閉鎖，鼻腔再建，volumeの維持という立体的・機能的再建に使用する．その後，眼窩部のみに露出させた遠隔皮弁の一部を奥へ埋め込み（隠す），義眼床という凹みに利用することで整容的改善が得られるようになった（図1）．したがって，顔面皮膚の広範囲欠損

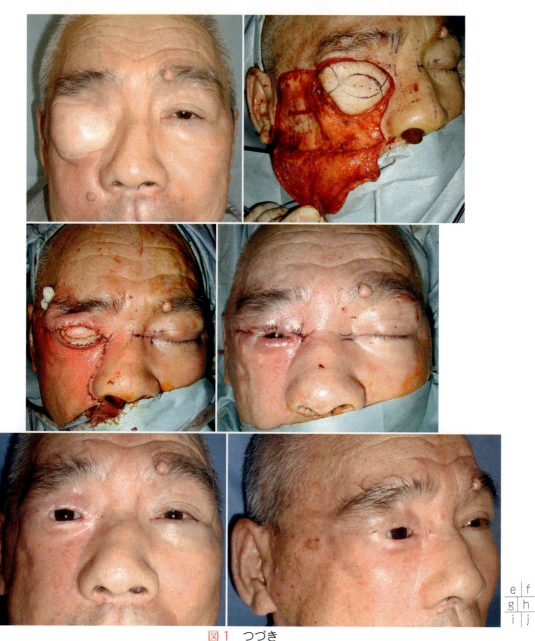

図1 つづき

その後，眼窩部のみに露出させた遠隔皮弁の一部を奥へ埋め込み(隠す)，義眼床という凹みに利用する(e~h)．そうすることで整容的改善が得られるようになった(i, j)．

を伴う再建で整容的改善を得るためには，遠隔皮弁による立体的・機能的再建を行ったうえで，いかに遠隔皮弁を表に出さないか，あるいは隠すか(埋めるか)を考慮することが重要となる．

　我々が顔面を含む頭頸部再建において行き着いた再建方法は，立体的・機能的

再建のための遠隔皮弁に顔面の局所皮弁あるいは植皮を組み合わせる combined method である．それには2つの方法が考えられ，①遠隔皮弁の皮膚の部分を顔面，頸部の局所皮弁で置換する（広範囲になると，expander を併用する）という遠隔皮弁と局所皮弁の combined method（図2），②鎖骨部，頸部，耳後部からの植皮で置換するという遠隔皮弁と植皮の combined method（図3），である．本法を用いることで，donor となる遠隔皮弁の色調，texture の違いがあまり問題とならず，表情筋が皮筋であることによる動揺性に乏しい顔面に近い再建が可能となる．すなわちどのような遠隔皮弁を使用しても本法により顔面の texture との類似性が得られるようになった．色調に関しては，植皮を組み合わせた場合では，①手術は移植皮膚に構造的・機能的障害を与え，色調に変化を及ぼす，②被覆部位から露出部位へ移植された皮膚は紫外線に対する保護作用として表皮の変化とメラニン色素の増加による付加的色調を示す，③外力は慢性の炎症症状を誘発し，著しい色調の変化を起こす，などの術後経過については知っておく必要がある．また瘢痕組織は成熟化が遅れると過剰増殖すること，早期瘢痕には収縮と可塑性という性質があることを理解することも必要である．すなわち，植皮を組み合わせた場合では後療法が必須となり，早期からの圧迫，固定，遮光，保湿，外的刺激からの保護が必要かつ重要である．デュオアクティブ®CGF（コンバテックジャパン株式会社，東京）は保湿作用があり，植皮部に傷があったとしても，ハイドロコロイドドレッシング剤であるため早期から使用が可能である．したがって，我々は植皮を組み合わせた場合では，術後2週間より，デュオアクティブ®CGF を植皮皮膚より1回り大きく貼布，サージカルテープで固定し保湿・圧迫を行い，圧迫期間は3か月間とする後療法を施行している[9]．

　このように，我々は，頭頸部再建のなかでも顔面など露出部を含む部位における再建では，立体的・機能的再建のための遠隔皮弁に顔面の局所皮弁あるいは植皮を組み合わせる combined method を行い，色調および texture を類似させ，後療法による成熟化を待って，最終的に化粧で"仕上げる"ことで，患者の quality of life（QOL）を維持・向上できると考えている．また，悪性腫瘍を切除した後に化粧ができるという事実に対して，患者の意欲はさらに上がることも経験している．悪性腫瘍の切除による機能的損失や喪失感をなくすことが再建手術の目標であったが，化粧による"仕上げ"を意識した再建手術を行うことにより，患者の意欲，整容的改善への欲求，そして生きることへの喜びが得らようになった．そして，患者がマスクやガーゼで創部を隠さずに生活が送れるようになったときは，再建外科医にとっても至上の喜びである．

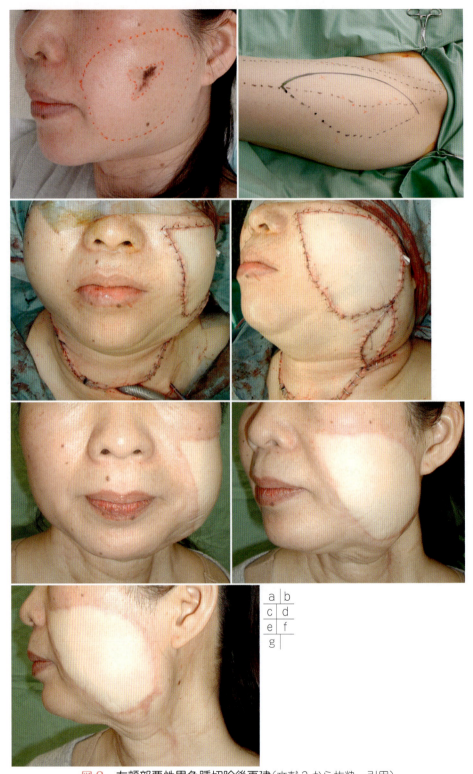

図2 左頰部悪性黒色腫切除後再建（文献3から抜粋,引用）

54歳,女性.頰部悪性黒色腫(tumor thickness：4.4 mm)
腫瘍から2 cm離してSMASを含めて切除を行い遊離前外側大腿皮弁にて一期的再建を行った(a〜g).

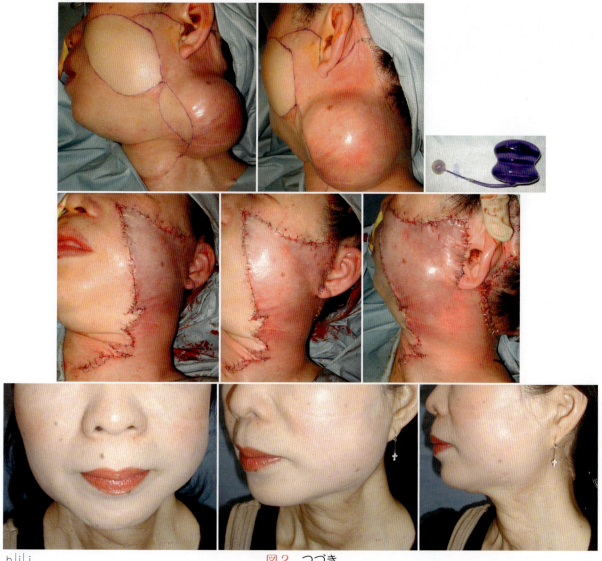

図2 つづき

しかし，color match，texture matchの不具合があったため，組織拡張器を用いたexpanded local flapにより表面を置き換えた（h～m）．すなわち遊離皮弁とexpanded local flapをcombineすることにより，機能的・整容的に満足いく再建を行い得た（n～p）．

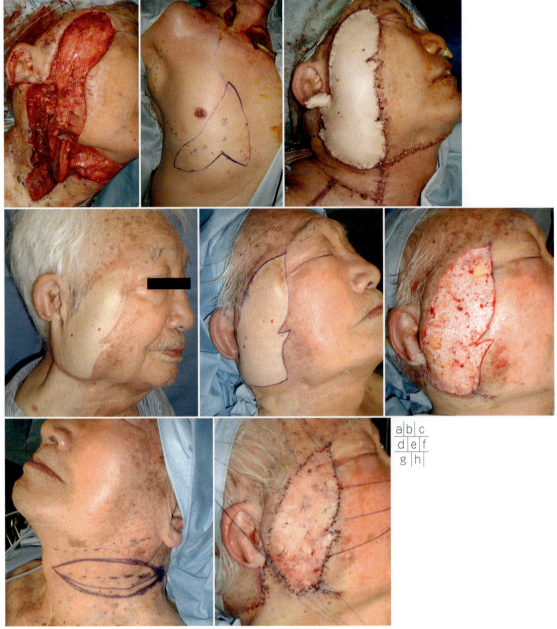

図3 右耳前部有棘細胞癌切除後再建

84歳,男性.腫瘍から1cm離してSMASを含めて切除を行い,頸部郭清も施行した.有茎大胸筋皮弁にて一期的再建を行った(a～d).

しかし,color match,texture matchの不具合があったため,皮島の真皮まで切除し,頸部からの分層植皮で置き換えた(e～h).

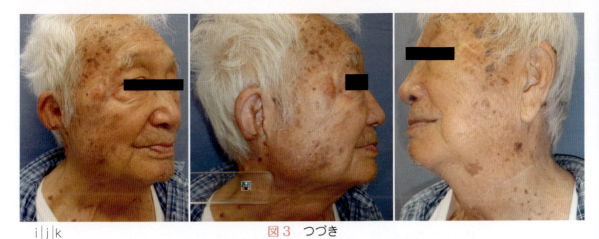

i|j|k　　　　　　　　　　　　　図3　つづき

すなわち遠隔皮弁と植皮の combine method で，術後は後療法を 3 か月間継続し，満足いく結果となった(i～k).

○文　献○

1) 元村尚嗣：【Oncoplastic Skin Surgery─私ならこう治す！】頭部の皮膚悪性腫瘍. PEPARS. 76：1-9, 2013.
2) 橋本裕之ほか：鼻尖・鼻翼周囲再建における鼻背皮弁の有用性─鼻背皮弁の応用と拡大─. 皮膚病診療. 17：585-593, 1995.
3) 元村尚嗣：顔面の悪性黒色腫の再建法. 日本臨牀. 71：311-317, 2013.
4) 児島忠雄ほか：植皮か皮弁かの適応についてのわれわれの見解. 形成外科. 33：621-630, 1990.
5) 元村尚嗣ほか：上口唇部 microcystic adnexal carcinoma に対する治療経験. Skin Cancer. 24：112-116, 2009.
6) 小野　勇ほか：頭頚部患者の quality of life. 癌の臨床. 34：1065-1071, 1988.
7) Motomura, H., et al.：Dynamic eye socket reconstruction after extensive resection of midfacial malignancies：preliminary results using temporalis transfer. Acta Otolaryngol. 134：1205-1210, 2014.
8) 元村尚嗣：【悪性腫瘍切除後の頭頚部再建のコツ】上顎全摘後の再建. PEPARS. 60：9-22, 2011.
9) Motomura, H., et al.：Improvement of the radial forearm donor site by compression with hydro-colloid dressing and adhesive sponge. Acta Otolaryngol. 126：204-208, 2006.

【疾患編】疾患別リハビリメイク
実践編 〈悪性腫瘍切除後の頭頸部再建〉
再建術後瘢痕に対するリハビリメイク

かづきれいこ

再建術後瘢痕におけるリハビリメイク

　再建術後の患部は，移植した皮膚と隣接する皮膚とで質感や色調の違いが見られることがある．その差が容易にわかる場合，患者は受容できないのみでなく他者からの理不尽な視線や言動にも悩む．特に異質な対象に敏感な子どもは，遠慮なくその患部について質問してくることが多い．大人は気を使って聞いてこないこともあるが，視線をあからさまにそらしたり，逆に視線を患部に向けてしまうなど，何かしら通常とは異なる反応をすることがあり，外観の問題を受容できていない患者はそれを敏感に受け取ってしまう．メイクによる被覆は患部への自身および他者の視線を防ぎ，いつでも被覆できるという安心感を与えるため，高い効果が期待できる．

　ただし，施術者は患者の受容度が再建手術をした理由によっても大きな影響を受けることを理解しておく必要がある．例えば，がんなど命に関わる病気の治療のために再建手術をした場合，治療中は命を優先し外観については気にとめていなくても，治療が落ち着くと皮膚移植によって生じたわずかな色調の差でも気にし始める可能性がある．患者が希望していなくても，術後の患部はメイクで被覆できるという選択肢を術前に提案しておくことは有益である．熱傷治療による再建手術の場合は，その受傷経緯に大きく影響を受け，タトゥー除去のためであれば，自費で医療費を払わなければいけないことも重なり，後悔の念が大きい．このように同じ再建術後の瘢痕でも患者の心理状態は大きく異なり，それを理解したカウンセリングは重要である．

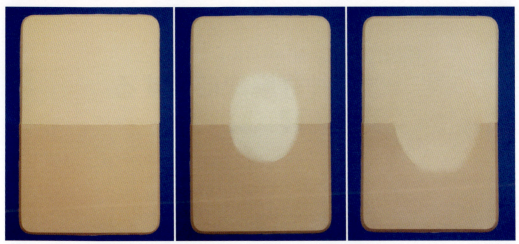

a|b|c 図1 熱可塑性ウレタンエラストマー製の人工皮膚モデル（バイオスキン：株式会社ビューラックス，埼玉）を使用した皮膚移植による再建術後の皮膚状態の再現およびメイクによる被覆効果

a：施術前．2色の熱可塑性ウレタンエラストマー製の人工皮膚モデルを段差のないように設置し，上部が正常皮膚，下部が移植後の皮膚で変色が見られる皮膚状態を再現した．

b：イエロー塗布後．中央部にイエローの化粧下地を塗布した．上下で異なる色調が均一に近づいたことがわかる．

c：ファンデーションで整えた後．さらに複数色を混ぜたファンデーションを塗布した．上部の正常皮膚の色調と同等になった．一度で被覆できない場合は，フェイスパウダーをはたいた後，さらにファンデーションの塗布をくり返す．

症例の詳細

〈この症例で心がけるポイント〉

　顔全体に，患部が体部であれば患部を含めた露出部位全体に，イエローの化粧下地，ファンデーションを塗布する（図1）．移植部には隣接する皮膚色と同等の色調になるように，被覆力の高いファンデーションを複数色混ぜて調整し塗布する（図1-c）．この時，一度にファンデーションを塗布して濃く見えることを避け，スポンジで少量を何度も重ねるように塗布すると，高い満足度が得られる．

　また，色や種類の違うファンデーションを混ぜることは移植部位との境目を自然に見せるために有効である．塗布直前に複数のファンデーションを混ぜ合わせると，機械で混ぜられたそれより粉黛が不均一になるが，肌もキメや毛穴などにより不均一な色調であるため自然に見えると考えられる．

【疾患編】疾患別リハビリメイク
総論　〈顔面神経麻痺〉
顔面神経麻痺に対する美容再建

光嶋　勲，吉田　周平，山下　修二，成島　三長

はじめに

　顔面神経麻痺治療の基本は，神経切断によって顔面の表情筋が消失する前にこの筋肉をできるだけ強い収縮力を残して温存し，自然の笑いを再現することである．すでに表情筋が失われた例に対しては自然な表情と笑いを復元することである．治療の選択に応じて顔面神経麻痺を大まかに分類すると，麻痺後数か月以内の新鮮麻痺と6か月以上経過した陳旧性麻痺に分類される．本稿では，顔面神経麻痺に対する臨床的な適応，術式など筆者がこれまでに得た知見を述べ，顔面神経麻痺に対して今後応用範囲が広いと思われる術式を紹介する．

顔面神経麻痺に対する小技的再建術

1．眼輪筋麻痺に対する治療
　下眼瞼への軟骨移植やゴールド埋め込みなどがある．筆者らは主に顕微鏡下の内・外眼角縫縮術を行っている．この方法は簡便であり眼裂幅を追加手術で自由に調節できる利点があり最も優れた方法と考えている．

2．拘縮広頚筋切断術
　異常共同運動患者では広頚筋拘縮による頚部のひだが目立つことがある．小切開にて筋を切断するとほぼ完全にひだが消失する．

3．美容的手術手技
　神経再建や筋移植などの根本的手術に重瞼，眼瞼除皺，眼瞼挙上術，facelifts などを併用するとさらに良好な結果が期待できる．特に高齢者の顔面神経麻痺に対してはこのような手技が併用される傾向が大きくなるであろう（美容的再建術）．

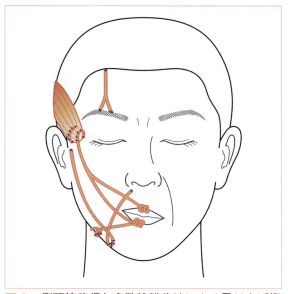

図 1　側頭筋移行と多数筋膜移植による吊り上げ術
閉瞼機能は内・外眼角縫縮術で調節する．

4. 多数筋膜による吊り上げ・吊り下げ法
（multiple fascia suspension）（図 1）

　採取した筋膜を縦に切開し，これを用いて複数の部位を吊り上げたり吊り下げたり巾着縫縮する術式である．使用する筋膜は主に大腿筋膜が用いられる．この際右利きの術者であれば右大腿遠位に 1 cm の小切開を置き，筋膜ストリッパーを用いて筋膜を採取する．筋膜は長さ 15 cm，幅 3 cm ぐらいは必要である．鼠径部手術瘢痕がある場合は外腹斜筋膜が有利である．短い吊り上げ用の線維が必要な場合は長掌筋腱，長く細い線維であれば足底筋腱も利用できる．眉毛吊り上げ術，口輪筋縫縮，口角下制術などに応用されている．

5. 側頭筋移行による動的吊り上げ法
（dynamic suspension method）（図 1）

　上口唇と口角挙上を目的とした術式である．麻痺側の側頭部の小切開より側頭筋を露出しこれを筋弁として挙上反転する．側頭部より長い鉗子を用いて 2 本の筋膜紐を頰部の皮下を通して上口唇裏面に誘導する．ついで上口唇と口角部の裏面に小切開を加え口輪筋縫縮に用いた筋膜紐を露出する．誘導しておいた筋膜紐 2 本を強く引き下げこの 2 か所の小切開で口輪筋の筋膜紐 2 本と縫合固定する．

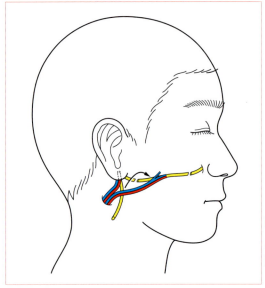

図2
島状血管柄付き後耳介神経弁移行による顔面神経再建(文献4より)

顔面神経麻痺に対する大技的再建術 (major repairs for facial palsy)

1. 神経再建術(nerve repairs)

手術適応は癌に対する手術などで顔面神経が切断あるいは欠損し自然治癒が望めない例で，麻痺後数か月以内の症例に対しては表情筋が変性する前に，できるだけ早く運動神経による神経再支配が試みられる．神経再建術には従来の遊離神経移植術，血管柄付き神経弁移行・移植術，近隣の運動神経を顔面神経に移行する神経交叉法などがある．個々の症例に応じてこれらの術式が選択される．

2. 神経弁(nerve flap)の重要性

これまで開発された血管柄付き神経(神経弁)移植術として有茎神経移植(nerve pedicle法；二期的移植法，1947年)[1)2)]，島状神経弁移植(island nerve flap法，1989年)[3)4)]，神経交叉法(nerve crossing法)[5)]，遊離血管柄付き神経移植[6)]などがある．1976年に報告された遊離血管柄付き神経移植[6)]は過去40年間に微小血管吻合を専門とする再建外科医によってその真価が認められ，四肢麻痺や顔面神経麻痺に対しても適応が広まりつつある[6)〜13)]．

3. 島状神経弁移植
  (island nerve flap法)(図2)

1989年Dickinsonら[3)]，Koshimaら[4)]により報告された本法は新鮮神経欠損例に適応がある．有茎神経移植の最大の欠点である二期的再建を一期的に行える利点がある．臨床例の血行の乏しい移植床や長い神経欠損例においても優れた神経

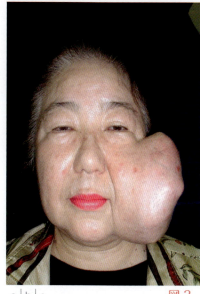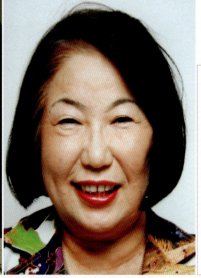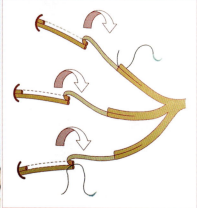

a|b|c　　　図3　68歳, 女性. 20年間経過した耳下腺腫瘍

a：術前
b：術後1年8か月. 血行のない神経移植に比べ極めて早い時期(4か月)に
　　正常なsmile機能が得られた.
c：腫瘍切除で生じた顔面神経欠損3cmに対して顔面神経欠損部遠位側か
　　ら神経束反転法を施行(文献5より引用)

再生が得られる. 顔面神経欠損に対しては血管柄付き後耳介神経, 頚部の知覚神経などが利用できるであろう. 今後も頭頚部・四肢において各種の島状神経移植術が開発されるであろう.

4. 神経束反転法(fascicular turnover法[5])(図3)

　最近開発された超微小外科の技術を用いた有茎神経弁移行法である[5]. 神経欠損部の近位または遠位側の神経束または神経線維を割り箸割きのように割いてturn overすることで神経欠損部を架橋する方法である. 神経の小欠損の修復に用いられ顔面神経や指神経のみでなく正中神経などの太い神経欠損部の再建にも適する. 利点としては移植片を必要としないことである. 移行された神経弁内逆行性血行によってほとんどのシュワン細胞が生存するため極めて早い神経再生が得られる[5]. 欠点としては5cm以上の神経欠損への適応は難しいことや, 50ミクロン12-0の針を用いた超微小外科手技が必要なことである.

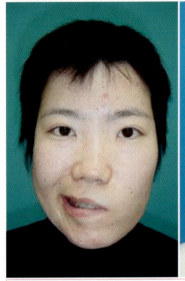
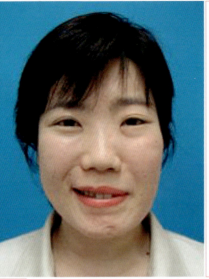
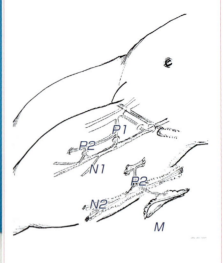
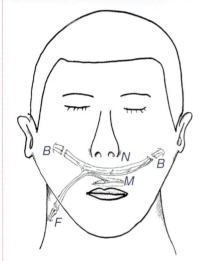

図4

28歳，女性（文献10より引用）

聴神経腫瘍切除が試みられたが顔面神経切除も必要であったため切除を断念し，まず予防的顔面神経再建を行い，3か月後に腫瘍と顔面神経切除がなされた．

a：予防再建後3か月．麻痺は続いている．
b：術後13か月．ほぼ正常なsmileが得られた．
c：予防的顔面神経再建．外側大腿回旋動脈穿通枝を栄養血管（P1，P2）とする外側大腿皮神経（N1，N2）弁を採取．M：血行指標皮弁
d：顔面交叉神経弁（N）を両側の頬筋枝（B）に吻合．栄養血管は顔面動静脈（F）に吻合．その後聴神経腫瘍（顔面神経を含んだ）の切除がなされた．顔面神経機能は異常共同運動なく早期に再獲得された．

遊離血管柄付き神経弁移植法 (free vascularized nerve flaps)

1. 予防的顔面交叉神経弁移植術（cross face nerve flap）（図4）

顔面神経麻痺が発生した後に顔面交叉神経弁移植を行った場合でも，再生神経が筋肉に到達するまで数か月を要するため最終的な筋収縮力は約80％にとどまってしまう．100％の筋収縮力を得るためには，可能であれば神経麻痺になる前に顔面交叉神経弁移植を行っておくとよい．健側から患側に再生神経が到達した後に神経麻痺が発生しても数か月後には顔面の表情筋が動き始め，筋収縮力はほぼ100％に回復する．今後の顔面神経再建はこのような予防的な交叉神経弁移植術が標準化する可能性がある（図4）．

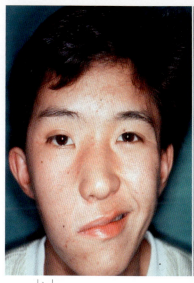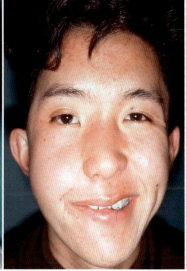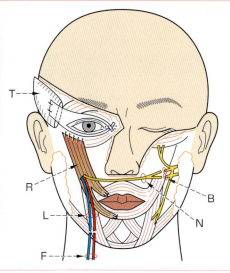

図5 18歳, 男性（文献14より引用）
a：幼少時の右耳前部血管奇形切除後の陳旧性麻痺
b：一期的筋弁移植術後
c：R：分割大腿直筋　　B：顔面神経頬枝　　N：筋の運動神経
　　F：顔面動静脈　　　L：筋の栄養血管　　T：側頭筋移行

遊離筋肉移植法による動的再建術
（free muscle flap transfers）（図5）

　顔面神経麻痺となり早期治療のタイミングを失い6か月以上経過した症例（陳旧例）では顔面の表情筋がすでに変性している．たとえ運動神経による神経再支配がなされたとしても麻痺後長期経過した後の筋肉の力強い回復は不可能である．このような例では自然の笑いを再度獲得するために他の部位からの筋肉を顔面に移植する方法が用いられる．長い運動神経を有する筋肉を1回の手術で移植する一期的再建術と初回に顔面交叉神経移植を行った後1年後に2回目の手術として筋肉移植を行う動的再建術がある．一期的再建術は手術回数が1回で済むが最終的な移植筋の収縮力がやや弱くなる．二期的再建術は回復まで長期間を要するが移植筋の収縮力が強いとされている．若い人では神経再生力が旺盛なので一期的再建術が優れ，年配者では二期的再建術が適応となると思われる．一期的再建の移植筋としては長い運動神経を有する大腿直筋，腹直筋，広背筋などがある．二期的再建では運動神経は短いが犠牲の少ない薄筋が選ばれることが多い．

異常共同運動（synkinesis）

　顔面神経麻痺の回復につれ再生した神経の過誤支配によって表情筋の緊張が高まり弛緩することがなくなる病態で患者の苦痛は大きい．このような例に対して，異常な顔面神経を完全に切断したのち遊離筋肉弁移植術による動的再建を行う方法が報告されているが，この方法は侵襲が大きい．我々は口腔内アプローチで拘縮した表情筋を切断したのちの再結合を防ぐため遊離脂肪弁移植を行っている．表情筋切断による合併症としての顔面神経麻痺は発生することはないようである．同時に側頭筋移植術と複数の筋膜紐移植による顔面の吊り上げ術を併用する．

おわりに

　顔面神経麻痺の歴史は20世紀初頭のGilliesらによる側頭筋移行術に始まり，1976年に本邦から世界に発信された微小血管吻合術を用いた交叉顔面神経移植と遊離筋肉移植による動的再建術の確立により自然な笑顔の獲得が可能となった．その後，神経弁移植術の導入により新鮮麻痺であれば表情筋が温存でき筋肉移植術なしで笑顔の回復が可能となった．最近ではこれらの再建手術に加え，より美しい顔面を再建しようとする美容再建外科手技が完成されつつある．

○文　献○

1) Strange, F. G. StC. : An operation for nerve pedicle grafting : Preliminary communication. Brit J Surg. 34 : 423-425, 1947.
2) Alpar, E. K., Brooks, D. M. : Long-term results of ulnar to median nerve pedicle grafts. The Hand. 10B : 61-64, 1978.
3) Dickinson, J. C., Bailey, B. N. : Island pedicled nerve grafts. Br J Plast Surg. 42 : 573-575, 1989.
4) Koshima, I., Nanba, Y., Tsutsui, T., Takahashi, Y., Itoh, S. : New one-stage nerve pedicle grafting technique using the great auricular nerve for reconstruction of facial nerve defects. J Reconstr Microsurg. 20 : 357-361, 2004.
5) Koshima, I., Narushima, M., Mihara, M., Uchida, G., Nakagawa, M. : Fascicular turnover flap for nerve gaps. J Plast Reconstr Aesthet Surg. 63(6) : 1008-1014, 2010.
6) Taylor, G. I., Ham, F. J. : The free vascularized nerve graft, A further experimental and clinical application of microvascular techniques. Plast Reconstr Surg. 57 : 413-425, 1976.

7) Koshima, I., Harii, K. : Experimental study of vascularized nerve grafts : Multifactorial analyses of axonal regeneration of nerves transplanted into an acute burn wound. J Hand Surg. 10A : 64-72, 1985.
8) Koshima, I., Harii, K. : Experimental study of vascularized nerve grafts : Morphometric study of axonal regeneration of nerves transplanted into silicone tubes. Ann Plast Surg. 14 : 235-243, 1985.
9) Koshima, I., Okumoto, K., Umeda, N., Moriguchi, T., Ishii, R., Nakayama, Y. : Free vascularized deep peroneal nerve grafts. Reconstr Microsurg 12 : 131-141, 1996.
10) Koshima, I., Narushima, M., Mihara, M., Yamamoto, Y., Iida, T., Uchida, G. : Prophylactic cross-face nerve flap for muscle protection prior to facial palsy. J Plast Reconstr Aesthet Surg. 64(2) : 185-188, 2011.
11) Shibata, M., Tsai, T. M., Firrell, J., Breidenbach, W. C. : Experimental comparison of vascularized and nonvascularized nerve grafting. J Hand Surg. 13A : 358-365, 1988.
12) Rose, E. H., Kowalski, T. A., Norris, M. S. : The reversed venous arterialized nerve graft in digital nerve reconstruction across scarred beds. Plast Reconstr Surg. 83 : 593-602, 1989.
13) Kawai, H., Baudrimont, M., Travers, V., Sedel, L. : A comparative experimental study of vascularized and nonvascularized nerve grafts. J Reconstr Microsurg. 6 : 255-259, 1990.
14) Koshima, I., Moriguchi, T., Soeda, S., Hamanaka, T., Tanaka, H., Ohta, S. : Free rectus femoris muscle transfer for one-stage reconstruction of established facial paralysis. Plast Reconstr Surg. 94(3) : 421-430, 1994.

【疾患編】疾患別リハビリメイク

実践編　〈顔面神経麻痺〉

顔面神経麻痺に対するリハビリメイク

かづきれいこ

顔面神経麻痺におけるリハビリメイク

　顔面神経麻痺患者は「麻痺になってから笑えなくなった」と言う患者が多く，その患者らは表情筋を動かすと，健側と麻痺側で左右差が生じ不自然になることを気にして，患者自身で意図的に無表情になっている．そのために，知人や友人のみならず家族にも自分の気持ちを表現することを避け，これが続くと精神的に落ち込み，QOLの低下に繋がる．麻痺側に合わせた無表情な顔貌は悲しい顔の印象が大きく，他者からも声をかけにくいという状況になる．リハビリメイクでは，単に左右差を改善するのではなく，この人相を元気な印象に変えることに注力して施術する．

症例の詳細

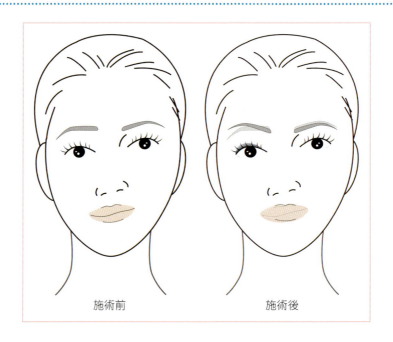

施術前　　　　　　施術後

〈この症例で心がけるポイント〉

　顔面神経麻痺患者は麻痺側の筋肉の硬直がみられるため，血流マッサージを十分に行い柔軟にする．マッサージを続けると「顔が動かしやすくなる」「話しやすくなる」という患者も多く，高い効果が期待できる．麻痺側に触れてはいけないと思っている患者も経験しているため，正しい方法と効果を伝えることは重要である．

　施術前のイラストのように，麻痺側は全体的に下垂した印象になり，特に眉，眼瞼，口唇口角部の下垂が顕著になる．頬部や眉部および眼瞼の下垂は，テープを耳前部，前額部などに挙上するように貼付し，眼瞼上に三角形のテープを貼付し開瞼を補助することで，若干の改善が見られる．下垂した目元は健側よりもアイラインを太めに描くと錯視効果によりバランスよく見える．眉は不必要な毛を剃毛し，麻痺側は数 mm 高い位置に，健側は数 mm 低い位置に描き対称に見せる．左右対称な眉は安心感を与えるため，周囲の人に対しても，改善による影響は大きい．口角部は，麻痺側の下垂した下口唇をファンデーションで被覆し，リップブラシを用いて健側と左右対称に見えるよう口紅を塗布する．口紅は赤みが強く発色がよい商材を選択すると左右対称に見せることが容易である．より自然な仕上がりを好む患者へはリップライナーペンシルで対称に輪郭を描くと，口唇全体に塗布する口紅は彩度の低い色を選択できる．ただし，リハビリメイクで口唇部を完全に左右対称に見せることには限界があるため，完全な改善を希望する患者へは医師に相談することを提案する．

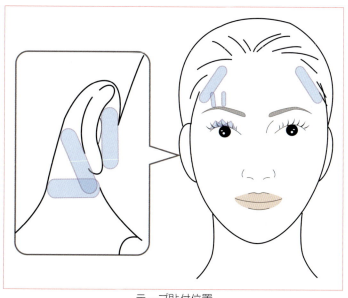

テープ貼付位置

【疾患編】疾患別リハビリメイク

総論 〈眼瞼下垂・眼瞼痙攣〉

眼瞼下垂・眼瞼痙攣

若倉 雅登

 はじめに

　ここでは，クラッチ眼鏡，美容用テープや糊の応用が考えられ，実際に一部の症例に実践されている眼瞼部の形態的，機能的問題点を，眼科の立場から解説する．

　とくに，眼瞼下垂，眼瞼痙攣については，医学的用語解釈を前提にして話を進めてゆかないと，互いに異なった対象，誤った対象について討議しているために，噛み合わない，無意味で，非生産的な結論になっているのをみかけるので，この2つの用語を解説することから始める．

1．眼瞼下垂

　眼瞼下垂は病名ではない．症状名，あるいは状態名である．

　定義の仕方としては，以下の2つがあると考えられる．

(1) 上眼瞼を重力に逆らって持ち上げる筋力が低下している状態
(2) 上眼瞼縁が正常の位置（角膜の上方が少し隠れる高さ）より下がっている状態
　　（日本眼科学会ホームページ「目の病気」から引用）

　瞼を持ち上げるのに参加している筋肉は，上眼瞼挙筋（動眼神経支配）とミュラー筋（交感神経支配）の2種類あり，(1)は何らかの理由でその筋力が低下した状態を定義している．これに対し，(2)は外見的な状態から定義したものである．

　定義(1)では，筋力が低下していない場合は眼瞼下垂とせず，「偽眼瞼下垂」と呼ぶことがあるが，(2)では瞼裂幅（開瞼している状態での裂隙の幅），つまり外観で決めており，定義にメカニズムが入っていないので，たとえば上眼瞼内に腫瘍などが発生して重くなったために瞼裂幅が狭くなったり，両眼でみるとものが2つにみえる複視を防いだり，眼位（眼の位置）がずれていることを隠すために意識的に（一部は無意識的に）目を細めている場合も，広い意味で眼瞼下垂といえる．

　また，後に述べる眼瞼痙攣は，筋力低下はないので，定義(1)では偽眼瞼下垂だが，(2)では「偽」という必要はない．

表1は，眼瞼下垂を原因別に分類したものである．

臨床上最も注意すべきは動眼神経麻痺によるもので，特に突然生じ，眼球運動制限，散瞳を伴う場合は，原因として脳動脈瘤がありうるので，迅速な対応が必要となる．動眼神経障害には虚血性，脳腫瘍などによる圧迫，炎症などによるものがありうる．

このほか臨床的に注意すべきものとしては，重症筋無力症（MG）による眼瞼下垂がある．ちなみに，ここでの「重症」の意味は軽症，重症の意味ではなく，筋を動かすのが「重い」の英語を「重症」と訳したものである．

小児 MG の大半は眼筋型筋無力症であるだけでなく，重症筋無力症ではその経過中約7割が眼瞼下垂を含む眼の症状が発現するとされている．

頻度が多いのは，加齢性である．加齢による筋力の低下は50歳頃から始まるとされ，基本的には生理的であるが，生活に支障が生じるほど瞼裂幅が低下するなら手術の対象となる．なお，加齢による上眼瞼の皮膚弛緩を伴っている場合（表1 5)-3)）には，皮膚切除術が加えられる．

このほか，長くコンタクトレンズを使用している例に，主として腱膜弛緩による眼瞼下垂がみられる．両眼にコンタクトレンズを使用していても，眼瞼下垂は片眼に目立つことが多い．初期はコンタクトレンズを暫く装用しないでいると改善することがあるが，高度な場合や，コンタクトを使用し続けたい場合には手術が選択肢となる．

いずれの場合も，クラッチ眼鏡や，美容テープの応用などは，不都合を軽減させる補助的手段として考えられてよいものである．

2. 眼瞼痙攣

眼瞼痙攣は，1911年フランスの神経科医 Henri Meige が，自分の勤める精神病院に，精神的には異常はないが開瞼命令に従うことができず，眼周囲の筋肉が不随意的に動くばかりで閉瞼したままの患者がいることを発見し，報告したのが初

表1　眼瞼下垂の原因別分類

1) 神経障害性
　1. 動眼神経麻痺
　2. 交感神経障害⇒ホルネル症候群

2) 神経筋性
　1. 重症筋無力症

3) 筋性
　1. 先天性
　2. コンタクトレンズ性
　3. 筋ジストロフィー
　4. ミオパチー（慢性進行性外眼筋ミオパチーなど）
　5. 加齢性

4) 機械的
　1. 外傷，腫瘍，手術操作などによる
　2. 眼瞼浮腫による

5) みかけ上（筋力が低下しているのではない）
　1. 眼瞼痙攣，開瞼失行
　2. 眼瞼後退の他眼（甲状腺眼症など）
　3. 眼瞼皮膚弛緩による
　4. 習慣性（複視阻止，眼位異常を匿うなどのため）

めである.

　現在では，視床など脳の基底核を含む神経伝達障害により，自在な開瞼ができない，あるいは眼周囲筋の不随意運動(局所ジストニア)を有し，羞明，眼部不快感など感覚過敏を伴う難治疾患として理解されている.

　1：3～4で女性に多く，本態性(原因不明)では50歳以上に好発する.

　眼部のみならず，不随意運動が顔面表情筋，舌，咽頭喉頭筋，頚筋などに及ぶ重症なもの(これをしばしばMeige症候群と呼称)から，視診上は不随意運動が目立たないが，頑固な訴えが持続する症例までまちまちで，軽症例ほど診断が困難である.

　一般眼科では，眼表面異常に類似した訴えや眼を細めていることなどから，ドライアイ，眼精疲労，加齢性眼瞼下垂などと診断され，治療される場合が少なくないが，診断治療とも適切ではないため，そうした治療はほとんど成功しないのが特徴である．また，眼所見はない，または軽微なのに，強い訴えがあることから心療内科などに紹介されるケースもあり，不適切な診断，治療が行われている場合も散見される.

　特に薬物性は，診断時に常に念頭に置くべき事項である．ほとんどの抗精神病薬の連用が原因になるほか，睡眠導入薬，安定剤として日本で多量に用いられるベンゾジアピン系，チエノジアゼピン系薬物や，最終経路がGABA-A受容体に作用する薬物の連用による本症も多く，注意が必要である.

　その他，心理的持続的ストレス，化学物質への曝露，家族歴は発症の危険因子である.

　本症は，眼瞼の運動異常(開瞼困難，瞬目過多，瞬目異常，閉瞼固守など)，眼部の感覚過敏(羞明，眼部不快感，乾燥感，異物感，眼痛など)，精神心理症状(不安，焦燥，抑うつ，不眠など)の3要素が，症例によって大なり，小なり存在する疾患で，これにより日常生活が著しく不都合になっていることが特徴である．比較的重症例では物にぶつかる，転倒するなど事故やけがが多く，開瞼して歩けない，歩行中突然閉瞼してしまうなど自身の移動にも支障をきたす機能的失明状態になっている場合がある.

　薬物性では，眼部の感覚過敏症状が前面に出やすい.

　眼瞼運動異常が顕著でない，あるいは間歇的にしか出現しない症例では，瞬目試験で発見されることもある．ただし，こうした例では，一見すると正常にみえることも多く，社会にも一般医師にも理解されにくいという問題を孕む.

　治療は，原因，誘因が疑われる事項があれば，それを軽減することが大切である(たとえば薬物の減量，中止)．原因が不明の場合は，対症療法として開瞼困難を軽減する目的(眼輪筋など過剰に攣縮している筋肉を弛緩させる)でボツリヌス毒素A型の眼周囲への注射治療が第一選択とされる．特効的薬物はなく，従来一

部で用いられていた薬物のうちベンゾジアゼピン系および類似薬は，一過性の改善が得られても，薬物自体が発症，悪化の危険因子になるので連用は避けるべきである．

　補助療法として，遮光眼鏡，クラッチ眼鏡，美容用テープの応用などがある．

　本症では「片目をつぶると楽」「額に手を置くと楽」「ガムをかむと目が開く」など感覚トリック（固有感覚）を用いた対応が自然となされていることがあり，クラッチ眼鏡や美容テープの応用の少なくとも一部のメカニズムは，その線上にあるものと考えられる．

【疾患編】疾患別リハビリメイク

実践編 〈眼瞼下垂・眼瞼痙攣〉

眼瞼下垂・眼瞼痙攣に対するリハビリメイク

かづきれいこ

 ## 眼瞼下垂・眼瞼痙攣におけるリハビリメイク

　眼瞼下垂と眼瞼痙攣は全く異なる病状であり，患者が優先する訴えも異なる．

　リハビリメイク希望者に多い加齢性眼瞼下垂患者は加齢とともに下垂した外観の改善など美容的問題を第一に訴える．主訴が眼瞼下垂であっても他の部位の加齢変化にも高い意識を持っているため，抗加齢目的のマッサージ，テープ貼付のみならず，若々しい印象に仕上げるメイクが効果的なことは言うまでもない．

　眼瞼痙攣患者は眼瞼下垂の症状も見られるが，開瞼困難や羞明感などの機能的問題を第一に訴えることが多い．治療が難航することが多く，重症患者は実質的な盲目状態で日常生活にも支障をきたす場合もあり，将来への不安が大きい傾向がある．マッサージやテープ貼付により症状が改善するが，あくまでも一時的な改善であることを忘れてはならない．一方で非侵襲的な施術であるため，患者が不快であればすぐに取ることができ，外科的手術やボツリヌス治療よりも，気軽に患者自身で施術ができるというメリットもある．また，機能的問題が改善した後，美容的問題に関心が移り，メイクを希望する眼瞼痙攣患者は多い．メイクはさらなる QOL の向上に効果的で，患者からの美容的問題の主張は機能的な改善の満足が得られた指標になる可能性があると考えられる．

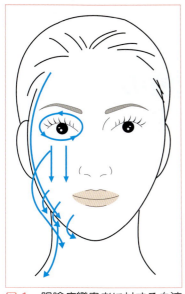

図1 眼瞼痙攣患者に対する血流マッサージ

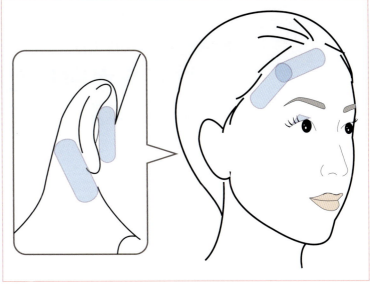

図2 テープ貼布位置

症例の詳細

〈この症例で心がけるポイント〉

　血流マッサージはテープ貼付前には必ず行う．眼瞼痙攣患者は眼輪筋が不随意に収縮していることだけでなく，患者自身でもいつ目が閉じるかわからないという不安感から，眼周囲や首から肩付近の筋肉が緊張し凝っていることが多い．それを解消するために，血流マッサージを通常よりも時間をかけて行い，顔だけでなく頸部から肩まで流すように手でさすると効果的である（図1）．

　テープの貼付は図2の位置に貼付することが多いが，開瞼が容易になる，気持ちがいいと感じる位置や方向を患者に聞き取りながら貼付すると効果的である．眼瞼痙攣患者への施術時には開瞼が維持できているかどうか，客観的にも確認する．

　患者によりメイクの提案内容は異なるが，眼瞼下垂患者は美容意識が高い患者が多く，患者の好みに合わせて提案を行う．眼瞼痙攣患者は機能的な問題があったためにメイクを行っていないことが多く，ファンデーションの塗布やアイメイクなどは最低限にとどめ，患者の負担にならないよう短時間で終える．

【疾患編】疾患別リハビリメイク

総論 〈女性の疾患〉
性差を考慮した医療の実践の場：女性外来

天野　惠子

性差医学とは

　性差は細胞単位から組織構造および機能に至るまで存在し，遺伝子，性ホルモン，タンパク発現，解剖，代謝などの生物学的性差因子を背景に疾患の成因や頻度，臨床像，薬物代謝などに男女差が生じる．

　性差医学は，男女比が圧倒的にどちらかに傾いている病態，動脈硬化をベースとした虚血性心疾患や脳卒中など発症率はほぼ同じでも，男女間で臨床的に差をみるもの（動脈硬化性疾患は男性における発症が女性に比し，約10年早い），いまだ生理的，生物学的解明が男性または女性で遅れている病態，社会的な男女の地位と健康の関連などに関する研究を進め（真の男女共同参画の実行には，男女の心身の健康を如何に担保するかが最も重要である），その結果を疾病の診断，治療法，予防措置へ反映することを目的としている．

女性外来の誕生

　従来，女性医療と言えば，月経異常，周産期医療，女性生殖器がん，更年期障害などの女性の生殖臓器に関連する領域の医療を指し，その主な担い手は産婦人科医であった．しかし，筆者は，循環器科医として，従来心臓神経症，ないしは気のせいとして片付けられていた更年期女性の胸痛が，実は，心筋内の微小な血管の攣縮，ないしは血栓により引き起こされる狭心痛で，患者のquality of life（QOL）に大きな障害をもたらしていることを知り，以後，循環器疾患の予後，リスク因子の性差について研究を重ねた．1999年，第47回日本心臓病学会にて性差医学の概念を伝え，同時期に「性差を考慮した女性医療」を実践する場としての女性外来の設立を提言した．2003年には，日本性差医学・医療学会の前身である研究会を設立した．

　2001年，鹿児島大学医学部付属病院に，国立大学として初めて女性外来が開設された．毎週火曜日の午前，第一内科の女性医師8人が2人ずつ交代で，「初診は

30分」「紹介状は不要」「症状・主訴は問わない」「女性医師が診察を担当する」をモットーに外来が始まった．この試みは多くの女性の賛同を得て，瞬く間に全国に拡がり，2006年には全国の43の医科大学，115の国立・県立・市町村立病院が「女性外来」を開設し，47都道府県で「女性外来」を受診できるようになった．女性外来のあり方は，医療機関により異なり，担当医師1名による単科のところもあれば，東京女子医科大学，山口大学にみられるような産科，内科，精神科，乳腺外科，泌尿器科など複数の科の医師が担当するone stop shopping型のものもある．

女性外来を有する医療機関の情報については，性差医療情報ネットワーク（New Approach to Health and Welfare；NAHW）のホームページで見ることができる．

女性外来における診療

現在，医学教育のなかに性差医学が組み込まれている大学は少数であり，女性外来を担当している医師は自分自身の専門領域に加え，性差医学を個別に学び，医療を行っている．担当医師の専門性により得意不得意の領域もあるが，共通することは，出来うる限り心身の不調を総合的に診るという姿勢であり，鹿児島大学での試みと同様に，紹介状は不要であり，症状・主訴は問わない．また，初診時の問診ならびに診察にかける時間はきわめて長く，平均15〜50分．時には1時間にもわたる．2013年度に行われた女性外来受診患者調査（8施設共同調査：2,371例）では，女性外来を受診した患者の特徴としては，最初から女性外来を受診した患者は約2割で，既に複数の病院を受診し様々な検査を受けた結果，器質的な異常はないと診断されたが，症状が取れず悩んでいる患者が多い．年齢層は50〜54歳を中心に幅広く分布し，35歳未満も15％，70歳以上も8.5％を数えている．受診患者の主訴は，精神的症状が最も多く，胸部呼吸器・循環器症状，全身症状，婦人科的症状，頭痛，腹部・消化器症状，自律神経症状，めまい・ふらつきなど多岐にわたる（図1）．女性外来担当医自身の専門領域であれば診断や治療は比較的容易であるが，専門外の症状を訴える患者も多い．そのような患者への対応として，筆者は，予約時に今までの症状と経過（通院歴・投薬歴をも含め）を詳細に書いてFAXまたは郵送していただき，筆者が対応するのは困難と判断した場合には，筆者が連携する専門医へ紹介している．なかでも精神科，産婦人科との連携は重要である．

時に，専門医に紹介しても，西洋医学の診断・治療法だけでは対処できない患者がいる．筆者は女性外来を担当し始めて半年後に，女性外来の診療に漢方を取り入れた．その効果は目を見張るものがあり，以後，女性外来の全国展開に並行

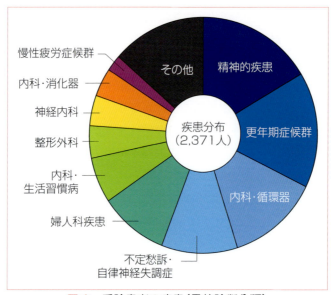

図1 受診患者の疾患(最終診断分類)

して，担当医師を対象とする漢方セミナーを続けている．西洋医学的な診察と並行して東洋医学的診察を行い，患者の症状を体全体の不調の身体的表現として捉えて治療すると，一見関連のないような諸症状が同時に改善していくことも多い．

最後に，典型的な症例を紹介する．
66歳，女性
主　訴：背中とお腹の痛み
現病歴：2008年，チクチクする腹痛で某大学病院を受診．直腸カルチノイドの診断で内視鏡手術を受けるも痛み変わらず．近医→精神神経科→神経内科→ペインクリニックへとまわされた．神経ブロックは1日だけ有効だが，治療費が高いため中断．2014年4月，左小脳梗塞で入院．秋頃から，腹部の痛みがひどくなり背中とお腹が一周バンドをしているように締め付けられ，半日寝込む．寝ると背中の痛みは取れるが，お腹は痛い．針で刺されるような痛みである．午前中はまだよいが，午後からが駄目．某大学病院整形外科からリリカとカロナールが出ているが無効である．痛みのために眠れず，メイラックスを服用している．

身体所見：159 cm, 66 kg, BP 142/93, PR 69/min．頭・頚部：貧血・黄疸なし，リンパ節・甲状腺触れず，胸部：打聴診異常なし，腹部：やや膨満，右季肋部に圧痛(＋)，上下肢：特記すべき所見なし，神経所見：右手のみ細かい作業が困難

検査所見：血液生化学：潜在性甲状腺機能低下(＋)，胸部X線にて大動脈石灰化(＋)，腹部エコー：異常なし，腹部X線：ガス像(＋)，胃カメラ・小腸・大腸

カメラ：異常なし

　治療経過：当帰湯(トウキトウ)を3包，分3で処方した．2週後来院．チクチクする腹痛は8割とれた．背骨の両側の筋肉がグルグルと朝起きたら寝るまで痛いとのこと．5週後には，腹痛はたまに出るぐらいで，当帰湯が効いている．背中の痛みも治ってきた．さらに，当帰湯をのむと，お腹の調子がよくなりガスがよく出て便秘が解消された．

　当帰湯は，生薬として当帰，半夏(ハンゲ)，桂皮(ケイヒ)，厚朴(コウボク)，芍薬(シャクヤク)，人参(ニンジン)，黄耆(オウギ)，山椒(サンショウ)，乾姜(カンキョウ)，甘草(カンゾウ)を含む．芍薬は筋弛緩作用，厚朴は利気，精神安定作用，山椒・人参・乾姜は大建中湯としての効果を持ち，人参・黄耆は参耆剤(ジンギザイ)として作用したと考えられる．

【疾患編】疾患別リハビリメイク
実践編 〈女性の疾患〉
更年期症状に対するリハビリメイク

かづきれいこ

更年期症状におけるリハビリメイク

　更年期症状は中高年以降の女性の生殖期と非生殖期の移行期に起こる，熱感，のぼせ，発汗，不安感，抑うつなどの症状のことである．ホルモン療法や薬物療法などが検討されるが，誰にでも日常的に起こりうる症状であるため，病院に行かない患者も多い．リハビリメイクとは一見縁のない症状のように思えるが，実は過去のクッパーマン更年期障害指数を用いた調査で更年期症状を軽減させることが示唆されており，改善に貢献できる．特に，血流に沿ったマッサージは皮膚の表面温度を一時的に下げることができ，紅潮感や多汗を抑え，その後のメイクの塗布が容易になる．また，汗で崩れないメイクであるという安心感から，不安や抑鬱などの精神神経症状も軽減できると考えられる．

症例の詳細

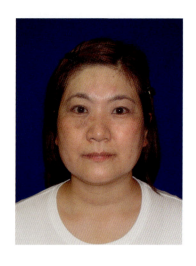

51歳，女性
　49歳時に子宮筋腫，卵巣嚢腫のため，卵巣を全摘出した．ホルモン療法を行っているが，顔面紅潮，多汗などの更年期症状を有する．また，尋常性痤瘡治療で45歳時から塗布していたステロイド外用薬により酒皶様皮膚炎になり，治療中．赤みが出ていないかが常に気になり，ずっとマスクをしている．肌が落ち着いてきて1か月前に医師からメイクの許可が下りたため，リハビリメイクを希望．

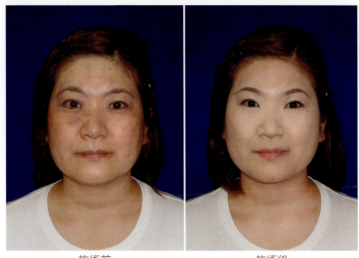

施術前　　　　　　　施術後

〈この症例で心がけるポイント〉

　医師からメイクの許可は下りたものの治療中であることを考慮し，肌への負担が少ない商材を使用する．皮膚が乾燥し固くなっていたため，ふきとり洗顔で保湿を行い柔軟な質感にする．血流に沿ったマッサージを十分に行い，肌を引き締め，ほてりを取る．顔全体の赤みは黄色の化粧下地で被覆する．色素沈着がみられた右頬部は，他の皮膚よりも乾燥が目立ったため，塗布しやすいよう油分が多く柔らかい材質のファンデーションを用いて被覆した．

　また，患者から加齢の悩みの訴えはなかったが，下垂した皮膚を挙上するように極薄粘着テープを貼付し，より若々しい印象に仕上げた．

〈リハビリメイク後の満足度〉

- 本人のコメント：顔を見られたくないために伏目がちでしたが気分が明るくなり正面を向いて歩いて帰れそうです．じーっと鏡を見たいので，今日はお風呂に入るのが遅くなりそうです．

- VAS 値：20（施術前）→100（施術直後）→20（3 週間後）

化粧医学 ーリハビリメイクの心理と実践ー

V

メンタルケアの重要性

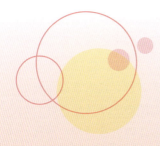

メンタルケアの重要性

ボディイメージ
―自己と他者を隔てているもの―

加茂登志子

ボディイメージとは何か

　自分自身の外観について人はどのようにとらえているのだろうか．まず，外から自分がどのように見られているかという「外部からの見方」がある．これは外観の社会的影響や外観がもたらす外的イメージと関係している．一方で，自分自身の極めて個人的な経験に関係する，自分の身体や外観について自分自身がどのようにとらえているか，または自分が外からどのように見られていると自分で考えているかという「内部からの見方」がある．この「内部からの見方」全体が広義のボディイメージであるが，今回は自分自身の身体に関する自分のイメージのみを狭義のボディイメージとし，本論では狭義のボディイメージを主に論じる．

脳は体をどのようにとらえるか

　ボディイメージには様々な系列がある．自分の体を鏡に映して感じるというように，目で見て感じる「視覚系」．また，温泉で自分の体を触ってみて，皮膚がつるつるで若返ったと思うこともあるかもしれない．これが皮膚で感じる「皮膚知覚系」である．そして空間の中で自分がどれくらいを占めているかをぼんやりと自分でイメージできるような体で感じる「体性感覚系」がある．「視覚系」，「皮膚知覚系」，「体性感覚系」を複合して私たちは自分のボディイメージというものをとらえている．

　脳では，頭，腕，手，指など，それぞれを知覚する部分が分かれており，獲得された知覚を統合し直して，自分の体がどのようになっているかを感じている．そしてだいたいは実際の体に近いボディイメージを感覚としてとらえることができているのである．

　しかし，この統合のうえで自分の実際の体とボディイメージに大きな相違が生じることで，問題が起こるのである．例えば，「不思議の国のアリス症候群」というものがある．知覚された外界のものの大きさや自分の体の大きさが，通常とは

異なって感じられることを主症状として，様々な主観的イメージの変容を起こす症状である．「不思議の国のアリス」で薬を飲んだアリスが，大きくなったり小さくなったりするというエピソードに因んで名付けられた．脳の中の部分的な異常でも体性感覚の問題，つまり先ほどのボディイメージの障害は起こり得るのである．

ボディイメージの概念

　一言にボディイメージといっても，その概念は単純なものではない．視覚という感覚一つとっても，たとえば自分の顔，口の中，後頭部，背部などを直接見ることはできないように，他者の体より自分の体のほうが見ることができないのは事実である．ボディイメージは，五感だけでなく，様々な構成要素から，しかもそれぞれがある不自由さを持った構成要素からできあがっているのである．

　CashとPruzinskyはボディイメージに関する論文を分析し，ボディイメージ研究には7つのテーマがあることを指摘した[1]．

①ボディイメージは多面的である

②ボディイメージは身体と身体に関連した経験に関する知覚，思考，感情に関連している

　知覚には，個人の実際の身体的な特徴と，内的な基準や理想についての評価が含まれ，認知は，身体についての思い込みやスキーマから，確固たる確信にまで関連する．また，感情には，単なる満足・不満足を超えて，肯定から否定まですべての感情が含まれる．

③ボディイメージに関する経験は自己に対する感情と絡み合っている

　心で自分をどのようにとらえるかという非身体的自己と外観からみた身体的自己は相互に連関している．たとえば顔に怪我をするなど，ボディイメージを損なうような出来事が個人の自己という感覚を脅かす．そして脆弱な自己概念はボディイメージを脆弱化する．

④ボディイメージは社会的に決定されている

　ボディイメージは我々を取り巻く社会の基準，評価などの影響を受け，対人関係の経験と文化的な社会化が身体的な美の社会的意味を決定する．

　また，社会からのメッセージは障害を通して魅力的であるべき基準を伝達し，個人の基準への適合度についてフィードバックしている．つまり，いつも社会からは「こうあるべき」という姿を何度も伝達され，それに届かない自分というものをいつも意識させられているということである．

⑤ボディイメージは固定的なものではない

　たとえば年齢などによって個人間，個人内で変化しやすく，状況的，象徴的な出来事がボディイメージの状態を活性化する．

⑥ボディイメージは情報処理に影響を与える

　外見についての独特のこだわりを持った人は懐疑的で出来事をゆがんで知覚する傾向を持つ．自分のネガティブなボディイメージに囚われていると，何があっても悪くとらえる傾向があるのである．

⑦ボディイメージは行動に影響を与える

　外見を向上させる，またよい外見を維持しようとする行動（化粧・運動など）を接近的パターンといい，一方で人に会わないようにするなどの回避的パターンという．接近的パターンのほうが，より治療的，介入的であるが，回避的パターンであったものを接近的パターンに変えていくということが，リハビリメイクの世界であろう．通常の化粧は接近的パターンのみであるが，回避をしている人を接近的パターンに転じるというやり方は治療的，介入的な方法である．

　要約すれば，ボディイメージとは，誰にでもある非常に身近な自己感覚・自己認知であるが，それ自体揺れ動きやすく，また，感情や思考，自己同一性や，個人を超えた社会通念とも互いに深く関連しており，その内実はいたって複雑なものであるということになる．

ボディイメージの何が問題か？

　では，ボディイメージの何が問題なのか．ボディイメージはとかく否定的な意味で語られやすい．「外部からの見方」と「内部からの見方」が違うということは多々あることで，ボディイメージは多くの人々にとって不満を伴う悩みである．自意識や自己価値感情の多くを占め，外観を変えるための絶え間ない試みにもかかわらず，成果が上がらない結果，否定的感情を抱かせるのである．

ボディイメージと精神障害

　表1に挙げたように，ボディイメージの障害が関連する精神疾患は多々ある．

　なかでも摂食障害と身体醜形恐怖が大きく関連しているので，ここではこの2つを取り上げるが，その前に，女性はどういうときに精神健康障害に出会いやすくなるかということに触

表1　ボディイメージが関連する精神科的疾患

摂食障害（eating disorders）
　　神経性無食欲症（anorexia nervosa）
　　神経性大食症（bulimia nervosa）
身体醜形恐怖（body dysmorphic disorder）
性同一性障害（gender identity disorder）
統合失調症（schizophrenia）
幻肢（phantom limb）

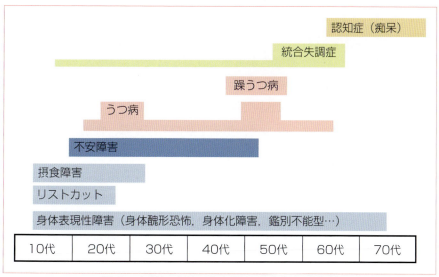

図1　女性における主な精神障害と好発年齢

れる（図1）．

　女性は心と体がつながりやすく，10代半ばから始まって70代まで身体醜形恐怖や身体表現性障害に出会う可能性がある．

　思春期・青年期の女性に多い精神障害・ストレス関連疾患としては，摂食障害，身体醜形恐怖があり，それから自傷行為を伴いやすい境界性パーソナリティー障害と診断されるような病態がある．思春期・青年期は社会との適応に悩むことから，適応障害も起こりやすい．体と社会適応に関連した心の病気が頻発する時期である．この時期は「私ってなに」の時期であり，社会の中で自分の立ち位置に苦しむ時期である．自分はどういう立ち位置を獲得していくべきか，自分がいま生きている社会の中で，自分はこの中にいてよいのだろうかと，深く悩むときもあれば，あるいは着々と自信をつけていくときもあり目まぐるしく変化する．それを順繰りに徐々に自己を獲得していくのが，この思春期・青年期なのである．

　ボディイメージは自己イメージに影響される．脆弱な自己イメージを持つ人はボディイメージも脆弱であるということは上述したが，この時期に心と体の成長のバランスが崩れると精神障害・ストレス関連疾患に陥りやすくなる．それを煽っていく社会やマスメディアの影響もある．

　また，もう1つ忘れてはいけないのは，思春期・青年期は女性ホルモンの分泌もまた落ち着かないため，感情も揺れやすいという点である．性ホルモンの影響で揺れる感情と，自己の確立のせめぎあいで揺れる認知の交差点に思春期・青年期はある．

摂食障害

　ボディイメージの障害が重要な役割をはたす精神疾患の1つに摂食障害があるが，摂食障害には大きく分けて神経性無食欲症と神経性大食症がある．

　神経性無食欲症はDSM-5の診断基準によると，

A．必要量と比べてカロリー摂取を制限し，年齢，性別，成長曲線，身体的健康状態に対して有意に低い体重に至る

B．有意に低い体重であるにもかかわらず，体重増加または肥満になることに対する強い恐怖，または体重増加を妨げる持続した行動がある

C．自分の体重または体形の体験の仕方における障害，自己評価に対する体重や体形の不相応な影響，または現在の低体重の深刻さに対する認識の持続的欠如がある

の3つが挙げられているが，C．がボディイメージの障害を指している．「自分の体重または体形の体験の仕方における障害」とはどんなにやせていても太って見えてしまうことで，同時にこの患者たちは，「自己評価に対する体重や体験の不相応な影響」，つまり体重のたった1gの増減が自己評価に直結してしまうのである．

　一方で神経性大食症はDSM-5によると，

A．反復する過食エピソード
  1．他とはっきり区別される時間帯にほとんどの人が同様の状況で同様の時間帯に食べる量よりも明らかに多い食物を食べる
  2．そのエピソードの間は，食べることを抑制できないという感覚がある

B．体重の増加を防ぐための反復する不適切な代償行為（自己誘発嘔吐，緩下剤，利尿剤，その他の医薬品の濫用，絶食，過剰な運動など）．過食と不適切な代償行為がともに平均して3か月にわたって少なくとも週1回は起こっている

C．自己評価が体形および体重の影響を過度に受けている．その障害は，神経性やせ症のエピソードの期間にのみ起こるものではない

という診断基準が挙げられている．

　上記の神経性拒食症，神経性大食症に共通する1つの特徴は，ボディイメージの障害，そして「自己評価が体形および体重の影響を過度に受けている」というところである．

　なぜこのようになってしまうのか．成因として考えられていることは3つある．1つ目は「生物学的な脆弱性，遺伝的，生理学的な素因」であり，摂食障害になりやすい体質，あるいは遺伝的なものがある．2つ目は「心理学的脆弱性」で，心の発達上の経験や家族の影響がある，あるいはストレスの対処法があまり上手ではないということがある．3つ目は「社会的な影響」．社会の期待とか，やせへの価値偏重，あるいはメディアの影響があり，これらが複合的に組み合わさって

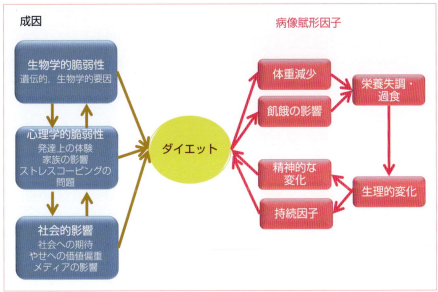

図2 摂食障害の成因と病像賦形因子
(「ANとBNの発症機序における多面的モデル」を改変：Ploog(1984), Lucasほか(1984), Halmi(1995))

いると考えられている．

　本来の摂食障害の成因とはこの三者であり食と体重をめぐる症状学的特徴は病像賦形因子によるところが大きい．しかし，食と体重の問題があまりに大きいがゆえにこの部分で堂々めぐりを繰り返し，なかなか成因にたどりつけないことが摂食障害治療を困難にしているのである（図2）．

身体醜形恐怖

　身体醜形恐怖は，100年以上前からその存在が指摘されてきた病態ではあるが，注目を集めるようになったのは近年のことである．DSM-5では以下のように定義されている．
A. 外見についての想像上の欠陥へのとらわれ．小さい身体的異常が存在する場合，その人の心配は著しく過剰である
B. そのとらわれは，臨床的に著しい苦痛，または社会的，職業的，または他の重要な領域における機能の障害を引き起こしている
C. そのとらわれは，他の精神疾患では上手く説明されない（例：神経性無食欲症の体型およびサイズへの不満）

　身体醜形恐怖は，同じくボディイメージの障害が病態の中心にある摂食障害とは患者層，年代など類似する点が多く，摂食障害の患者が身体醜形恐怖を合併す

るということもあり得る．また，身体醜形恐怖を持つ患者には，自分の容貌を変えるべく，美容外科や矯正歯科，審美歯科などの門をくぐる人もいる．しかし手術によって身体醜形恐怖が治るということは少なく，場合によっては手術を繰り返す「ポリサージャリー（polysurgery）」の状態に陥ることもある．

ボディイメージと社会

　さて，ボディイメージと社会にもう1回戻ってみたい．重要なのはボディイメージとセルフ・エスティーム（self-esteem；自尊心，自信）の関連である．

　Cashによると，「男女を問わず，人生において体への不満足と精神医学的適応との間には相関がある」ということである．自分の体に不満足な人というのは，社会適応も悪くなり，精神の病気にも陥りやすい．特に「ボディイメージとセルフ・エスティームの関連は身体の外見にとらわれている人々において特に強い」．外見へのこだわりが強ければ強いほど，その人の自信はボディイメージと関連してくる．

　身体への不満足はうつ状態を起こしやすいが，美容整形を希望する人は，同時にうつ状態を呈することが多い．ボディイメージと社会機能にはわずかではあるけれども，正の相関があるということが確認されている．すなわちボディイメージが悪いと社会機能も悪くなってくる可能性が高いのである．

　さらに，身体の満足度と社会的な自信との間には正の相関があり，人目を気にすること，社会的評価への不安との間には負の相関があるということ．ポジティブなボディイメージがあれば，社会的な機能もよくなっていく可能性が高い．人目を気にすることと，社会的な評価への不安は，外見へのとらわれが大きい女性でより強い．ボディイメージは性的機能にも関係している．

　ここまでボディイメージが，自己に及ぼす様々な影響を論じてきたが，なかでも否定的なボディイメージはどうして生じてくるのだろうか．

　パーソナリティーの脆弱性から，「人格的特性」として様々な事柄をネガティブに考える人はネガティブなボディイメージを持つ傾向がある．また残念ながら身体的なハンディ（「身体的属性」）を抱えている人は，それによってボディイメージが悪くなる傾向がある．

　「文化的・対人的関係的社会化」として，メディアからやせているほうが好ましいというメッセージが多く入ってくれば，思春期・青年期の人達は影響を受けやすい．また家族の中での価値観も非常に大きな影響を与える．

　それから「年齢による変化」．加齢による肉体・容姿が衰えればボディイメージは自然と悪くなるように思えるが，実際にはそうとも限らない．年齢と経験を重ねるとともに他の自分の価値観もまた変化を遂げるので，セルフ・エスティーム

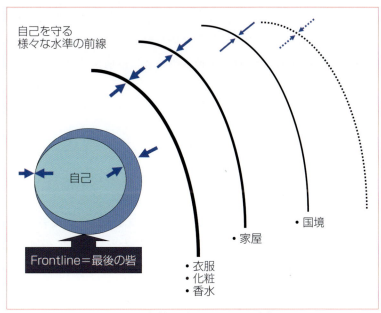

図3　身体の境界における防衛

は必ずしも損なわれないのである．ただし「若さ」にポジティブなイメージが固定されると，年を取ることに耐えられない人もいる．

このようなことを念頭に置いて見ていくと，その人が自己のボディイメージをどのように考えているのかということをとらえやすいと思う．

自己の frontline としての皮膚

最後に，自己の frontline としての皮膚の話をしたい．皮膚には以下のような特徴がある．

1）皮膚は感覚受容器であり，刺激を中枢神経系に伝えるが，そればかりでなく，感情の動きも皮膚に現れる．例えば緊張や羞恥，怒りなどに照応して顔面が蒼白になったり赤面したりする，汗をかく，皮膚の掻痒感が生じるなどがある．

2）皮膚は接触を介した対人的・社会的コミュニケーションの媒体であり，同時に他人の目に触れる部分でもある．皮膚疾患はこのようなコミュニケーションに影響を与え，反対に患者のアピールの心理などが皮膚を手段として表現されることもある．

3）皮膚は患者自身が直接触れることの出来る部分であり，行動化の際にもその対象となりやすい．この例として，過剰な皮膚の掻破や皮膚の殴打，過剰なスキンケアなどが挙げられる．

4）皮膚はボディイメージの形成に重要な影響を与える．

これをまとめていうと，皮膚は身体と外の世界の境界にあり，生物学的にも心理社会的にも，外と内，外界と体の交流の仲介，ないし界面であって，その役割を持っている(図3)．自分と他人の境界に皮膚があり，自分と社会の境界に皮膚があるのである．

そして顔色が悪かったらそうではないように見せて人とのコミュニケーションをよくしたいと思えば化粧をするし，あるいは香水をつけて他人によいイメージを持ってもらいたいなど，このような行為はある種の皮膚(自己境界)を守る戦いといってもいい．内から守る戦い，外からの攻めに対する戦いであり，衣服や化粧や香水は境界での最前線ということになるのである．

心理的水準での身体の保全が十分なものであれば，皮膚自体の非力さ，受身さはそれほど大きな問題にはならず，意識にも取り立ててのぼってこない．しかし，問題はその安全性が脅かされる(と感じられる)局面に遭遇したときである．

普段は意識されない境界は，ひとたび脅威にさらされると非力ながらも様々な手段や様式で内側を守ろうとし，その過程で意識にのぼり，また目に見えるものとなる．

皮膚は自己防衛の水際を可視化するキャンバスであるといえるかも知れない．

摂食障害や醜形恐怖などのボディイメージの障害から起こる精神疾患の治療において，最終的な到達点は，症状を克服するとともに，セルフ・エスティームを取り戻すこと，あるいはありのままの自分を受け入れることにある．しかし，ネガティブなボディイメージに悩む患者の多くは，自分の体を「変える」ことで自分を変えようとすることに固執し，実はその歪んだボディイメージが症状であるということをなかなか理解できない．ボディイメージの障害をもつ患者に対するリハビリメイクの効用は，まず患者の悩む容貌を患者の皮膚をキャンバスとして直入に扱うという点，そして最終的な目標が自己コントロールへの自信を取り戻すことであるという点にあると考えられる．

○文　献○

1) Cash, T. F., Grant, J. R.：ボディイメージ障害の認知行動療法マニュアル．Van, Hasselt, V. B., Hersen, M.(編著)．坂野雄二，不安抑うつ臨床研究会(編訳)．エビデンスベイスト心理治療マニュアル．284-341，日本評論社，2000．

2) American Psychiatric Association：Diagnostic and Statistical Manual of Mental Disorders(DSM-5®), 5th Ed. American Psychiatric Association, Washington DC, 2013.

3) 加茂登志子：醜形恐怖とリハビリメイク．かづきれいこほか(編)．デンタル・メディカルスタッフのためのリハビリメイク入門．93-98，医歯薬出版，2004．

化粧医学
―リハビリメイクの心理と実践―

Index

欧文

C
combined method ······················ 101

D
dynamic suspension method
·· 109

F
fascicular turnover 法 ············ 111
free vascularized nerve flaps
·· 112

H
Hotz 床 ·· 87

I
island nerve flap 法 ·············· 110

N
Nd:YAG レーザー ······················ 70
nerve crossing 法 ···················· 110
nerve flap ·································· 110
nerve pedicle 法 ······················ 110

O
oncoplastic surgery ·················· 98
one stop shopping 型 ·········· 125

Q
quality of life（QOL）···· 46, 101
Q スイッチレーザー ·················· 56

S
synkinesis ·································· 114

V
Visual Analog Scale（VAS）
·· 15

W
WHO QOL26 ································ 16
W 形成術 ·· 65

Z
Z 形成術 ·· 65

和文

あ
あざ ·· 60
アスコルビン酸 ·························· 69
アトピー性皮膚炎 ············ 46, 54
異常共同運動 ···························· 114
異所性蒙古斑 ······························ 56
異物 ·· 75
陰性転移 ·· 10
インナードライ肌 ······················ 52
遠隔皮弁 ······································ 101
炎症性皮膚疾患 ·························· 46
太田母斑 ································ 56, 60

か
開瞼困難 ······································ 120
外見への満足度 ·························· 48
外傷痕 ·· 84
外傷性刺青 ···································· 77
顎裂 ·· 87
顎裂部二次骨移植術 ················ 87
カモフラージュメイク ·············· 3
加齢 ·· 84
眼瞼下垂 ·························· 118, 122
眼瞼痙攣 ·························· 118, 122
完全唇裂 ·· 86
眼部不快感 ································ 120
漢方 ·· 125
顔貌変化 ·· 92
陥没変形 ·· 78
顔面神経麻痺 ·················· 108, 116
顔面の吊り上げ術 ·················· 114
逆転移 ·· 10
局所皮弁 ······································ 101
クッパーマン更年期障害指数
·· 128
クラッチ眼鏡 ·················· 118, 121
クレーター肌 ······························ 53
形成外科診療ガイドライン
·· 74
化粧 ·· 101
ケロイド ·· 82
瞼裂幅 ·· 118
抗がん剤治療 ······························ 96

口唇裂 ···································· 86, 90
更年期症状 ································ 128
後療法 ·· 101
痕跡唇裂 ·· 86
コンタクトレンズ ·················· 119

さ
再建術後瘢痕 ···························· 106
挫創 ·· 74, 82
挫滅創 ·· 74
色素レーザー ······················ 56, 70
自傷行為 ·· 82
遮光眼鏡 ······································ 121
重症筋無力症（MG）············ 119
羞明 ·· 120
酒皶様皮膚炎 ···························· 128
手術後瘢痕 ···································· 90
術前顎誘導 ···································· 87
術前治療 ·· 87
瞬目過多 ······································ 120
植皮 ·· 101
植皮術 ·· 65
女性外来 ······································ 124
女性外来受診患者調査 ········ 125
シリコーンテープ ······················ 70
神経交叉法 ································ 110
神経束反転法 ···························· 111
神経弁 ·· 110
尋常性痤瘡 ···································· 52
真皮縫合 ·· 75
心理社会的問題 ·························· 48
性差 ·· 124
性差医学 ······································ 124
性差医療情報ネットワーク
·· 125
整容的・機能的（機能美）再建
·· 98
切創 ·· 74
創傷 ·· 74
創閉鎖 ·· 75
側頭筋移行 ································ 109

た
単純性血管腫 ······························ 56
遅発性扁平母斑 ·························· 62
テープ保護 ···································· 77

動眼神経麻痺 119	肥厚性瘢痕 64, 78, 82	帽子クラブ 93
頭頸部再建 98	皮疹 52	ボディイメージ 46
島状神経弁移植 110	ビタミンC 69	**ま**
動的吊り上げ法 109	皮膚移植 106	メイク 93
トラネキサム酸 69	皮膚疾患 50	**や**
トランサミン 69	皮膚の凹凸 72	有茎神経移植 110
トレチノイン 69	皮膚変色 72	有毛性 62
な	美容再建外科手技 114	遊離筋肉移植法 113
内・外眼角縫縮術 108	美容用テープ 118, 121	遊離血管柄付き神経弁移植法 112
にきび 46	不完全唇裂 86	陽性転移 10
日本性差医学・医療学会 124	副腎皮質ホルモン剤 68	**ら**
熱傷 64	婦人科がん 92, 96	ランドマーク 78
熱傷後瘢痕 72	フラクショナルレーザー 70	リストカット 82
熱傷瘢痕 64	分層植皮術 66	リハビリメイク 2, 46
は	ベッカー母斑 62	両側性口唇裂 88
ハイドロキノン 69	片側性口唇裂 86	レーザー治療 70
白斑 50	ベンゾジアゼピン系 121	レベンクロン 82
瘢痕 77, 82, 90	扁平母斑 62	
瘢痕治療 64	縫合糸瘢痕 77	

化粧医学 ―リハビリメイクの心理と実践―
けしょういがく　　　　　　　　　　しんり　じっせん

2018年 2月 5日　第1版第1刷発行（検印省略）

編者　かづきれいこ
発行者　末　定　広　光
発行所　株式会社 全日本病院出版会
　　　　東京都文京区本郷3丁目16番4号7階
　　　　郵便番号 113-0033　電話 (03) 5689-5989
　　　　　　　　　　　　　　FAX (03) 5689-8030
　　　　郵便振替口座　00160-9-58753
　　　　印刷・製本　三報社印刷株式会社

©ZEN-NIHONBYOIN SHUPPAN KAI, 2018.
・本書に掲載する著作物の複製権・翻訳権・上映権・譲渡権・公衆送信権
（送信可能化権を含む）は株式会社全日本病院出版会が保有します．
・JCOPY ＜(社)出版者著作権管理機構 委託出版物＞
本書の無断複写は著作権法上での例外を除き禁じられています．複写さ
れる場合は，そのつど事前に，（社）出版者著作権管理機構（電話 03-
3513-6969，FAX03-3513-6979，e-mail：info@jcopy.or.jp）の許諾を得て
ください．
本書をスキャン，デジタルデータ化することは複製に当たり，著作権法
上の例外を除き違法です．代行業者等の第三者に依頼して同行為をする
ことも認められておりません．

定価はカバーに表示してあります．
ISBN　978-4-86519-241-4　C3047